薬の使い分けがわかる！わかる！ナースのメモ帳

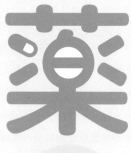

こんなときは
どれを選ぶ？

薬剤師さんと一緒に作った
薬のハンドブック

著　はっしー
　　木元貴祥

MC メディカ出版

まえがき

　本書は、看護師が「最初に読みたい薬の本」を目指して書きました。薬の参考書は、医師や薬剤師向けに書かれている本もあり、難しい内容が多いです。本書は、イラストを交えながら、**新人看護師でも理解しやすい内容**にまとめました。

　以下、読む前に意識しておくことや、こだわりポイントを紹介していきます。

直感的に理解しやすい構成

　長々と書かれた文章を見ても、途中で眠くなってきますよね。本書は、どのページを見ても**見開き（左右のページ）だけで完結**します。2つの薬を左右に並べて比較していくため、**直感的に理解しやすいよう**に構成しました。

　各章に「まとめページ」があるため、全体像の確認や復習をすることができます。

すべての薬を暗記する必要はない

　施設によっては採用していない薬もあります。普段見かけない薬は、すぐに覚える必要はありません。大切なのは、**必要なときに、必要な情報が手元にある**ことです。異動や転職で部署が変わると、扱う薬も変わります。近年は出荷調整の影響で、普段は使わない薬を代替薬として使う場面もありますね。

　本書は「**いつでも見返すことができて、安心できる**」そんな役割を持つ、メモ帳のような存在になるように書きました。

自分を守るために必要なこと

　看護師は薬の最終投与者になることが多いですが、薬の誤投与で、法的な責任を問われる可能性もあります。薬の知識を持つことは、患者さんを守るだけでなく、**自分自身を守るために必要なこと**です。

こだわりポイント① 読み切れるページ数

　分厚い本は読むのが大変ですし、最後まで読み切れないことも多いですよね。本書は、目次や索引を除くと 200 ページ程度です。**項目を厳選し、各章を短くまと**めたので、テンポよく学習することができます。

こだわりポイント② 本のサイズと重さ

　職場の休憩室や、外出先でも持ち運び可能な大きさを考えました。また、軽くて丈夫な紙質を選ぶことで、重さにも配慮しました。**家で勉強できない人は、休憩中**の 5 分間を活用してみてください。

こだわりポイント③ 使用頻度が高い薬を中心に

　本書は、10 万人以上のフォロワーさんを対象にアンケートを行い、**臨床での需要を確認しながら使用頻度が高い薬を中心に**まとめています。添付文書やガイドラインはもちろん、発売したばかりの新薬の情報も反映しました。

　各 SNS の情報や「**本を読み終えたあとの勉強方法**」は、あとがき（p.220）に記載しています。勉強が進まないときにも、あとがきの内容が参考になると思います。

共著の理由、他書との違い

　本書は、看護師と薬剤師の**共著によって「看護師が知りたいこと」だけでなく「薬剤師が看護師に知っておいてほしいこと」**を同時に満たすことを実現させました。職種が異なる 2 人の視点を合わせることで、**徹底的に要点を絞り、簡潔にまとめて**います。薬を扱う医療者の方は、ぜひ参考にしてみてください。

2023 年 7 月

著者　はっしー & 木元貴祥

薬の使い分けがわかる！ ナースのメモ帳

こんなときはどれを選ぶ？
薬剤師さんと一緒に作った薬のハンドブック

もくじ

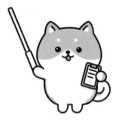

第 1 章　解熱鎮痛薬

第 2 章　オピオイド鎮痛薬

第18章 ツムラ漢方薬

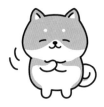

もくじに登場しない薬も、各項の「ワンポイント講座」や各章の「まとめ」で取り上げています。もくじの項目はすべて一般名で記載しているため、商品名で探す場合やほかの薬を探す場合は、巻末の「本書に登場する薬剤一覧」（p.209 ～ 219）をご利用ください。

本書の使い方

タイトルは
一般名 + 剤形

薬剤の特徴は
タイトルの色と
同じ囲みで
構成

水色の囲みは
❶番目の薬剤
オレンジの囲みは
❷番目の薬剤

補足事項は※で
概要欄に記載

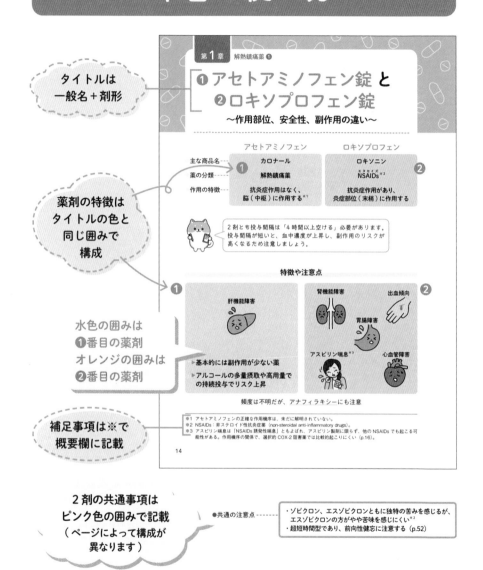

2剤の共通事項は
ピンク色の囲みで記載
（ページによって構成が
異なります）

※一般名と商品名の違い

　一般名は「薬の主成分の名前」であり、商品名は「各製薬会社が付けた名前」のこと。
例外もありますが、後発品は原則「一般名」で命名されます。本書では、タイトルには一般名を使用しています。

時間がない人は「まとめ項目」だけでもチェックできるようにしました。
各章の終わりには「章全体のまとめページ」があるので、
合わせて読むと理解が深まります。

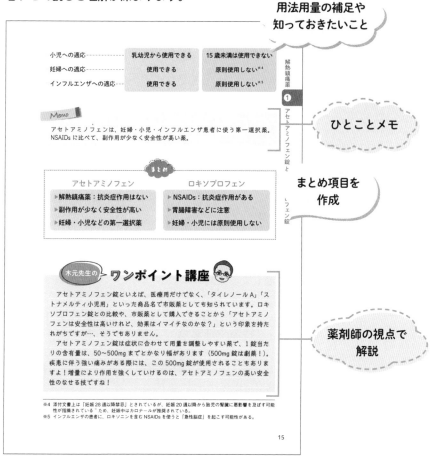

用法用量の補足や
知っておきたいこと

小児への適応・・・・・・・ 乳幼児から使用できる　15歳未満は使用できない※4
妊婦への適応・・・・・・・ 使用できる　原則使用しない※4
インフルエンザへの適応・・・ 使用できる　原則使用しない※5

解熱鎮痛薬①　アセトアミノフェン錠とロキソプロフェン錠

Memo
アセトアミノフェンは、妊婦・小児・インフルエンザ患者に使う第一選択薬。NSAIDs に比べて、副作用が少なく安全性が高い薬。

ひとことメモ

まとめ

アセトアミノフェン
- 解熱鎮痛薬：抗炎症作用はない
- 副作用が少なく安全性が高い
- 妊婦・小児などの第一選択薬

ロキソプロフェン
- NSAIDs：抗炎症作用がある
- 胃腸障害などに注意
- 妊婦・小児には原則使用しない

まとめ項目を
作成

木元先生の **ワンポイント講座**

アセトアミノフェン錠といえば、医療用だけでなく、「タイレノールA」「ストナメルティ小児用」といった商品名で市販薬としても知られています。ロキソプロフェン錠との比較や、市販薬として購入できることから「アセトアミノフェンは安全性は高いけれど、効果はイマイチなのかな？」という印象を持たれがちですが…、そうでもありません。
アセトアミノフェン錠は症状に合わせて用量を調整しやすい薬で、1錠当たりの含有量は、50～500mg までとかなり幅があります（500mg 錠は劇薬！）。疾患に伴う強い痛みがある際には、この 500mg 錠が使用されることもありますよ！増量により作用を強くしていけるのは、アセトアミノフェンの高い安全性のなせる技ですね！

薬剤師の視点で
解説

※4 添付文書上は「妊娠28週に降禁忌」とされているが、妊娠20週以降から胎児の腎臓に影響を及ぼす可能性が指摘されている」ため、妊娠中はカロナールが推奨されている。
※5 インフルエンザの患者に、ロキソニンを含む NSAIDs を使うと「急性脳症」を起こす可能性がある。

15

難しいところは流し読みで OK

所属する部署によって重要な章は異なります。
見たことも、聞いたこともないような薬は、誰だって理解するのが難しいです。
まずは「よく見る薬」「気になる章」から中心に読んでみてください。
興味のある薬から順に学ぶことで、勉強のモチベーションが維持できます。

※本書は、ページごとに構成が異なります。
　薬剤によって重要な項目が異なるため、内容に応じて柔軟にまとめました。

アセトアミノフェン錠 と ロキソプロフェン錠

～作用部位、安全性、副作用の違い～

	アセトアミノフェン	ロキソプロフェン
主な商品名---	カロナール	ロキソニン
薬の分類-----	解熱鎮痛薬	NSAIDs[※2]
作用の特徴---	抗炎症作用はなく、脳（中枢）に作用する[※1]	抗炎症作用があり、炎症部位（末梢）に作用する

2剤とも投与間隔は「4時間以上空ける」必要があります。投与間隔が短いと、血中濃度が上昇し、副作用のリスクが高くなるため注意しましょう。

特徴や注意点

肝機能障害

▶基本的には副作用が少ない薬

▶アルコールの多量摂取や高用量での持続投与でリスク上昇

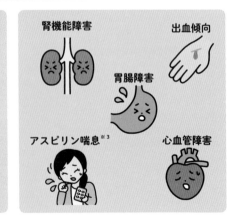

腎機能障害

出血傾向

胃腸障害

アスピリン喘息[※3]

心血管障害

頻度は不明だが、アナフィラキシーにも注意

※1 アセトアミノフェンの正確な作用機序は、未だに解明されていない。

※2 NSAIDs：非ステロイド性抗炎症薬（non-steroidal anti-inflammatory drugs）。

※3 アスピリン喘息は「NSAIDs誘発性喘息」ともよばれ、アスピリン製剤に限らず、他のNSAIDsでも起こる可能性がある。作用機序の関係で、選択的COX-2阻害薬では比較的起こりにくい（p.16）。

小児への適応 -----------	乳幼児から使用できる	15歳未満は使用できない
妊婦への適応 -----------	使用できる	原則使用しない※4
インフルエンザへの適応---	使用できる	原則使用しない※5

Memo

アセトアミノフェンは、妊婦・小児・インフルエンザ患者に使う第一選択薬。
NSAIDs に比べて、副作用が少なく安全性が高い薬。

まとめ

アセトアミノフェン	ロキソプロフェン
▶解熱鎮痛薬：抗炎症作用はない	▶ NSAIDs：抗炎症作用がある
▶副作用が少なく安全性が高い	▶胃腸障害などに注意
▶妊婦・小児などの第一選択薬	▶妊婦・小児には原則使用しない

木元先生の ワンポイント講座

　アセトアミノフェン錠といえば、医療用だけでなく、「タイレノール A」「ストナメルティ小児用」といった商品名で市販薬としても知られています。ロキソプロフェン錠との比較や、市販薬として購入できることから「アセトアミノフェンは安全性は高いけれど、効果はイマイチなのかな？」という印象を持たれがちですが…、そうでもありません。

　アセトアミノフェン錠は症状に合わせて用量を調整しやすい薬で、1錠当たりの含有量は、50~500mg までとかなり幅があります（500mg 錠は劇薬！）。疾患に伴う強い痛みがある際には、この 500mg 錠が使用されることもありますよ！増量により作用を強くしていけるのは、アセトアミノフェンの高い安全性のなせる技ですね！

※4 添付文書上は「妊娠28週以降禁忌」とされているが、妊娠20週以降から胎児の腎臓に悪影響を及ぼす可能性が指摘されている[1]ため、妊娠中はカロナールが推奨されている。
※5 インフルエンザの患者に、ロキソニンを含む NSAIDs を使うと「急性脳症」を起こす可能性がある。

セレコキシブ錠 と ジクロフェナク錠

～作用機序が異なる NSAIDs～

	セレコキシブ	ジクロフェナク
主な商品名	セレコックス	ボルタレン
薬の分類	NSAIDs	NSAIDs
作用の特徴	選択的 COX-2 阻害薬	COX-1・COX-2 阻害薬

ジクロフェナクは、ロキソプロフェンと同じ作用機序ですが、セレコキシブは作用機序が異なります。まずは、炎症が起こる仕組みから見ていきましょう。

● 炎症が起こる仕組み

① 炎症が起こると、細胞膜中のアラキドン酸から PG が産生される[※1]
② PG 産生時には、2 種類の COX がかかわる[※2]
③ NSAIDs は、COX を阻害し作用を発揮する

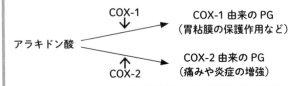

[荒木博陽ほか編. 知らないと危ない！ 病棟でよく使われる「くすり」. 照林社, 2018, p70 を参考に作成]

COX-1 は「生理機能の維持」にかかわり、COX-2 は「炎症反応の増強」にかかわる。

※1 PG：プロスタグランジン（prostaglandin）。生理機能の維持や炎症を増強させる物質。
※2 COX：シクロオキシゲナーゼ（cyclooxygenase）。PG の産生に必要な酵素。
※3 COX-1 の阻害が少ないことで、喘息誘引物質のロイコトリエン（p.192）の生成を抑えることができる（ただし、添付文書上はアスピリン喘息の患者に禁忌）。

セレコキシブはあまり COX-1 を阻害しないため、胃腸障害が起こりにくい

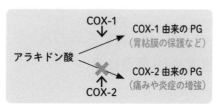

ジクロフェナクは 2 つの COX を阻害する。そのため、胃腸障害などが起こりやすい

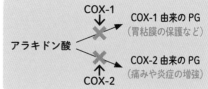

- セレコキシブは、アスピリン喘息を起こしにくい[※3]。
- ジクロフェナクは、NSAIDs の中でも鎮痛効果が高い（その分、副作用も多い）。
- ジクロフェナクは、坐薬や貼付薬など剤形が豊富にある。

セレコキシブ	ジクロフェナク
▶炎症にかかわる COX-2 を阻害する	▶COX-1、COX-2 ともに阻害する
▶胃腸障害の副作用が起こりにくい	▶胃腸障害の副作用が起こりやすい
▶アスピリン喘息を起こしにくい	▶鎮痛効果は高いが、副作用も多い

木元先生の ワンポイント講座

　セレコキシブ錠の添付文書には「外国において心筋梗塞や脳卒中などのリスクを増大させる可能性が報告されている」と冒頭にでかでかと赤字の警告があり「セレコキシブって、心臓や脳の血管には危ないんだ」と認識されている方が多数いらっしゃいます。しかし、心筋梗塞や脳卒中などのリスクは、セレコキシブが特別に高いわけではなく、他の NSAIDs と同程度であることが近年わかってきました。

　一方、NSAIDs の 1 つであるアスピリンは、低用量アスピリン錠（商品名：バイアスピリン、バファリン配合錠 A81）が、心筋梗塞や脳梗塞の予防に用いられています。血栓症を起こすかと思えば、治療にも使われていて、NSAIDs は奥が深いですね！

アセトアミノフェン静注液 と フルルビプロフェン静注液

〜適応の違い、投与速度や注意点は？〜

	アセトアミノフェン	フルルビプロフェン
主な商品名	アセリオ	ロピオン
薬の分類	解熱鎮痛薬	NSAIDs
主な適応	疼痛および発熱	術後疼痛、がん性疼痛

商品名のアセリオや、ロピオンの方が聞き慣れていますね。アセリオは、疼痛や発熱全般に使うことができます。一方、ロピオンは、術後疼痛とがん性疼痛にしか適応がありません[※1]。

特徴や注意点

▶用量にかかわらず「15分」で投与する

▶投与時間が長いと、血中濃度が上がらず、十分な効果を得られない可能性がある

▶併用禁忌薬はないが、カロナールなどのアセトアミノフェンとの重複投与は避ける

▶ワンショット静注時（iv）でも「1分以上」かけて投与する

▶投与速度を速くすると、血圧、心拍数上昇の報告がある

▶ノルフロキサシンなどのニューキノロン系抗菌薬は、痙攣を起こすことがあるため併用禁忌

※1 適応外だが、術後の発熱に使うこともある（使い方は医師の判断、医療機関により異なる）。

疼痛時の1回投与量	300〜1,000mg	50mg
発熱時の1回投与量	300〜500mg	適応なし
消失半減期	約2.5時間	約5.8時間

Memo

- アセトアミノフェンは、疼痛時と発熱時で最大投与量が異なる薬。疼痛時の最大投与量は4,000mg/日、発熱時の最大投与量は1,500mg/日[2]。
- フルルビプロフェンの最大投与量は150mg/日が目安（明確な記載なし）[3]。

まとめ

アセトアミノフェン	フルルビプロフェン
▶疼痛・発熱全般に適応	▶術後の疼痛、がん性疼痛に適応
▶15分かけて投与する	▶1分以上かけて投与する
▶目的によって最大投与量が異なる	▶一部の抗菌薬と併用禁忌

木元先生の ワンポイント講座

　フルルビプロフェンの中に含まれているもので、特に効果の源になっているのが「エスフルルビプロフェン」です！そして、フルルビプロフェンから、この強力に作用するエスフルルビプロフェンのみを抽出したものが、ロコアテープ（p.24）です！

　通常、NSAIDsの「貼付薬」と「内服薬（もしくは点滴、坐薬など）」の併用は、腎障害などの持病がなければさほど気にするものではありません。しかし、作用が強力なロコアテープに関しては、副作用防止の観点から（内服薬や点滴も含めて）他のNSAIDsとは併用しないこととされています。

※2　ともに成人での投与量であり、小児では年齢や体重に応じて適宜調整する。経口薬も同様に調整が必要。
※3　小児に対する安全性は確立していない。使用時は必要最小限にとどめ、慎重に投与する。

プレガバリン OD 錠 と ミロガバリン錠

〜神経痛の治療薬とその注意点〜

	プレガバリン	ミロガバリン
主な商品名	リリカ	タリージェ
薬の分類	神経障害性疼痛治療薬	神経障害性疼痛治療薬
主な適応	神経障害性疼痛 線維筋痛症に伴う疼痛	神経障害性疼痛

タリージェ錠は、2019 年の発売当初は「末梢神経障害性疼痛」の適応でしたが、2022 年 3 月の改定で「末梢」がなくなり、中枢性の神経障害にも適応が拡大されました[1]。

● 痛みの分類と鎮痛薬の使い分け

・アセトアミノフェン、NSAIDs、オピオイドは主に「侵害受容性疼痛」に効果を発揮する
・プレガバリン、ミロガバリンは主に「神経障害性疼痛」に効果を発揮する（p.25）

器質的な痛み

侵害受容性疼痛　　神経障害性疼痛

↑
こっちに作用する薬

● プレガバリンとミロガバリンの注意点

・めまい、傾眠などの副作用が高頻度でみられる
・体重増加をきたすことがあるため、肥満に注意
・急に投与を中止すると離脱症候群を起こす可能性がある[2]

※1　末梢性の神経障害性疼痛の例：糖尿病性の神経障害、帯状疱疹後の神経痛、悪性腫瘍での神経痛など。
　　中枢性の神経障害性疼痛の例：脳卒中後の神経痛、脊髄損傷後の神経痛など。
※2　急激な投与中止により、不眠、不安、悪心、頭痛などの離脱症状が出る可能性があるため、少なくとも 1 週間以上かけて徐々に減量する。

主な用法用量	初期用量と維持用量で異なる※3	初期用量と維持用量で異なる※4
その他	腎機能に応じた用量調整が必要 （Ccr の数値が目安）	腎機能に応じた用量調整が必要 （Ccr の数値が目安）

Memo

- 初期用量と維持用量が異なる薬がある。
- 2 剤とも腎機能に注意が必要なので、投与中は Ccr も確認する。

まとめ

プレガバリン	ミロガバリン
▶神経障害性疼痛、線維筋痛症に適応	▶神経障害性疼痛に適応。線維筋痛症には適応なし
▶めまい、傾眠などに注意	▶注意点はプレガバリンと同じ
▶腎機能に応じた用量調整が必要	▶腎機能に応じた用量調整が必要

木元先生の ワンポイント講座

　プレガバリン（商品名：リリカ）は 2010 年に発売されてから、国内医薬品市場でトップクラスの売り上げを誇っていました！ 近年では後発品が登場したため、売り上げはめっきり減りましたが…。

　発売当時は、強力な鎮痛作用を示す新規作用機序の医薬品として、医療現場へのインパクトも大きかったですね！ 一方、プレガバリンの適応症は神経障害性疼痛と線維筋痛症に伴う疼痛だけなのですが、それ以外の腰痛症や関節痛などへの不適切な処方が多く、これらは問題視されています。

　プレガバリンは腎機能障害の悪化を招いたり、急な服薬中止が離脱症状（不眠、悪心、頭痛など）を招いたりと注意を要する薬です。せっかくの良い薬ですから、適切に使用されてほしいと思います。

※3 通常、成人には初期用量として 1 日 150mg を 2 回に分けて投与し、その後 1 週間以上かけて 1 日用量 300mg まで徐々に増量する。線維筋痛症に対しては 300～450mg で維持する。
※4 初期用量 1 回 5mg を 1 日 2 回投与し、その後 1 回用量を 5mg ずつ 1 週間以上の間隔を空けて徐々に増量し、1 回 15mg を 1 日 2 回投与する。年齢、症状により 1 回 10～15mg の範囲で適宜増減し、1 日 2 回投与する。

解熱鎮痛薬の2大分類

	アセトアミノフェン	NSAIDs （非ステロイド性抗炎症薬）
作用の特徴	抗炎症作用はない	抗炎症作用がある
作用部位	脳（中枢）に作用する （正確な作用機序は解明されていない）	炎症部位（末梢）に作用する
主な副作用	肝機能障害 など	胃腸障害、腎機能障害、出血傾向、心血管障害、アスピリン喘息、アナフィラキシー など
妊婦や 小児への適応	比較的安全に使用できる	原則使用しない （薬の種類により適応が異なる）
1日の 最大投与量	疼痛時：最大 4,000mg/日 まで 発熱時：最大 1,500mg/日 まで	薬剤により異なる （例：ロキソプロフェンの場合は 180mg/日）
投与間隔	最低4時間以上は空ける	最低4時間以上は空ける
その他	静注液（商品名：アセリオ）は、用量にかかわらず15分で滴下する	副作用を軽減するための 選択的 COX-2 阻害薬などがある

選択的 COX-2 阻害薬には、セレコキシブ（商品名：セレコックス）、メロキシカム（商品名：モービック）、エトドラク（商品名：ハイペン）、ナブメトン（商品名：レリフェン）などがある。

使用頻度が高い NSAIDs 3 選

	ロキソプロフェン （ロキソニン）	ジクロフェナク （ボルタレン）	セレコキシブ （セレコックス）
主な特徴	作用発現時間が速い	解熱鎮痛作用が強い	作用持続時間が長い
消化器症状の 副作用	あり	多い	少ない
アスピリン喘息 の患者	禁忌	禁忌	発症リスクが低い （添付文書上は禁忌）
その他	プロドラッグ加工で 胃の負担が少ない	剤形の種類が豊富	分類は、 選択的 COX-2 阻害薬

その他、代表的な NSAIDs

	主な特徴や注意点
アスピリン （バファリン）	抗血小板作用が強いため、出血傾向に注意
ナプロキセン （ナイキサン）	腫瘍熱に効果があり、消失半減期が長い
イブプロフェン （ブルフェン）	副作用が少なく、多くの OTC（市販薬）に配合されている
フルルビプロフェン （ロピオン）	脂肪乳剤なので、フィルターに通すと詰まる

代表的な坐薬を比較

	アセトアミノフェン （アンヒバ など）	ジクロフェナク （ボルタレン など）
薬の分類	解熱鎮痛薬	NSAIDs
主な適応	小児の解熱鎮痛	主に成人の解熱鎮痛
主な注意点	過度の体温低下や血圧低下に注意	胃腸障害や血圧低下に注意
経口薬との違い	作用発現が遅い 作用のピーク時間：約 2.8 時間	作用発現が速い 作用のピーク時間：約 0.6 時間
基剤の種類	ともに油脂性基剤 （油脂性基剤は、常温で溶ける可能性があるため冷所で管理する）	
坐薬を 併用する場合	小児の熱性けいれんでは、ジアゼパム（商品名：ダイアップ）坐薬とアセトアミノフェン坐薬を併用することがある。この場合、水溶性基剤であるジアゼパム坐薬を先に使用する。少なくとも 30 分以上間隔を空けてから、油脂性基剤であるアセトアミノフェンを使用する。油脂性基剤を先に使用すると、腸粘膜に油膜を形成し、吸収を阻害してしまう。制吐薬のドンペリドン（商品名：ナウゼリン）坐薬も水溶性基剤のため、油脂性基剤と併用する場合は、同じ理由で先にドンペリドン坐薬を使用し、30 分以上空けてから油脂性基剤を使用する。	

注意が必要な貼付薬

	主な特徴や注意点
エスフルルビプロフェン （ロコアテープ）	組織移行性が高いため、1 日 2 枚までの制限がある。 適応は変形性関節症のみ。
ケトプロフェン （モーラステープなど）	光線過敏症を起こす可能性があるため、貼付部位に紫外線を当てない。テープを剥がした後、少なくとも 4 週間程度は紫外線を当てないようにする。
ジクロフェナク：全身性 （ジクトルテープ）	全身で作用を発揮し、がん性疼痛に適応がある。胸部や腰部など指定部位に貼付する。 ジクロフェナクには局所性のテープもあるため、混同に注意。

痛みの分類と鎮痛薬

	侵害受容性疼痛	神経障害性疼痛
痛みの部位と主な原因	体性痛：皮膚、筋肉、骨などの損傷 内臓痛：臓器の炎症、閉塞、圧迫	神経系の損傷や機能異常 （帯状疱疹、がん、糖尿病 など）
鎮痛薬の代表例	NSAIDs アセトアミノフェン オピオイド鎮痛薬	プレガバリン ミロガバリン 一部の抗うつ薬

神経障害性疼痛に有効な代表薬

	プレガバリン （リリカ）	ミロガバリン （タリージェ）	デュロキセチン （サインバルタ）
分類	神経障害性疼痛治療薬	神経障害性疼痛治療薬	抗うつ薬
主な適応	神経障害性疼痛 線維筋痛症に伴う疼痛	神経障害性疼痛	うつ病・うつ状態 糖尿病性神経障害 など
鎮痛の作用機序	神経伝達物質の放出を抑制することで疼痛緩和		下行性疼痛抑制系を活性化することで疼痛緩和
主な副作用	めまい、傾眠、 体重増加、肥満 など	めまい、傾眠、 体重増加、肥満 など	悪性症候群、 セロトニン症候群 など
その他	患者の腎機能に応じた 用量調整が必要	患者の腎機能に応じた 用量調整が必要	高度の腎障害には禁忌

・オピオイド鎮痛薬のトラマドール（商品名：トラマールなど）やタペンタドール（商品名：タペンタ）なども下行性疼痛抑制系を活性化させる作用があり、神経障害性疼痛に有効。
・悪性症候群：高熱、意識障害、筋強剛、横紋筋融解などの症状が現れ、重症では死亡例も報告されている。
・セロトニン症候群：不安、イライラ、興奮、手足の震え、発汗、発熱、頻脈などの症状が報告されている。

モルヒネ徐放錠 と
オキシコドン徐放錠

～徐放性の経口オピオイドを比較～

	モルヒネ	オキシコドン
●主な商品名	MS コンチン	オキシコンチン TR※2
●薬の分類	（強）オピオイド鎮痛薬※1	（強）オピオイド鎮痛薬
●主な適応	がん性疼痛	がん性疼痛、慢性疼痛※3

臨床では、オピオイド鎮痛薬のことを「オピオイド」と省略してよぶため、本文では省略した形で記載しています。

●オピオイド
3大副作用

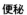 便秘　　　 悪心嘔吐　　　眠気

その他、呼吸抑制にも注意。

特徴や注意点

▶錠剤、細粒、内用液、坐薬、注射薬など剤形が豊富にある

▶腎機能が悪い患者は眠気などの副作用が強く出る可能性がある

▶錠剤、散薬、注射薬はあるが、坐薬はない

▶構造はモルヒネに似ているが、腎機能が悪くても比較的使いやすい※4

※1 痛みを抑える「オピオイド受容体」に作用する薬物の総称。モルヒネおよびモルヒネ類似薬を指す。
※2 同効薬でオキシコドン徐放錠 NX がある。
※3 MS コンチンや、オキシコドン徐放錠 NX は「がん性疼痛」の適応のみ。
※4 腎機能低下例（目安として、Ccr 10mL/min 以上）でも比較的安全に使用可能。

●主な用法用量

1日2回 12時間おきに投与[6]	1日2回 12時間おきに投与
オプソ内用液など	**オキノーム散など**
止瀉作用、鎮咳作用があり、 がん患者の呼吸困難に有効[7]	経口オピオイドの中で 最も使用頻度が高い

●速放性製剤[5]

●その他

それぞれ12時間効果が持続するため、8時・20時など時間を決めて定期投与する。

まとめ

モルヒネ

▶剤形が豊富なオピオイド

▶3大副作用に注意

▶腎機能が悪いと使いにくい

▶がん患者の呼吸困難に有効

オキシコドン

▶使用頻度が高いオピオイド

▶3大副作用に注意

▶腎機能が悪くても使いやすい

木元先生の **ワンポイント講座**

オピオイドは、以下のようにグループ分けできます。

①効き始めは遅いものの長時間作用するもの（例：徐放錠、徐放カプセル、貼付薬など）…疼痛の予防。決まった時間に継続的に使用する鎮痛薬。

②急速に鎮痛効果が現れるものの短時間で作用が消失するもの（例：舌下錠、バッカル錠、内用液、注射薬など）…突出痛に使用。頓服薬。

　特に②の臨時追加投与を「レスキュードーズ」といいます。突出痛を訴えるがん患者に対して①に属するモルヒネ徐放錠を慌てて服薬させても、その痛みは治まりません。こうした使い分けも覚えておきましょうね！

※5　速放性製剤は「速やかに成分が放出される薬」のこと。主に突出痛に対応し、速効性はあるが持続性はない。
　　　徐放性製剤は「徐々に成分が放出される薬」のこと。主に持続痛に対応し、持続性はあるが速効性はない。
※6　剤形によっては作用時間や投与間隔が異なるため、必ず用法用量を確認する。
※7　延髄の呼吸中枢に働き、呼吸数を低下させることで呼吸仕事量の減少などが期待できる。

フェンタニル貼付薬 と ヒドロモルフォン徐放錠
～1日1回で管理しやすい薬～

	フェンタニル	ヒドロモルフォン
●主な商品名	フェントス[1]	ナルサス
●薬の分類	（強）オピオイド鎮痛薬	（強）オピオイド鎮痛薬
●主な適応	がん性疼痛、慢性疼痛[2]	がん性疼痛

フェンタニルは消失半減期が短いため、モルヒネやオキシコドンのような徐放錠はありません。剤形を皮膚から吸収する貼付薬に変えることで、持続的な作用を発揮できるように工夫されています。内服が難しい患者さんにも使うことができますね。

特徴や注意点

▶構造はモルヒネと異なり、腎機能が悪くても比較的使いやすい

▶貼付中は熱源への接触、熱い温度での入浴などを避けること[3]

▶構造はモルヒネに似ているが、腎機能が悪くても比較的使いやすい

▶食後投与で血中濃度が上昇する可能性がある[4]

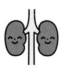

※1　同じ成分の貼付薬でワンデュロパッチ、デュロテップMTパッチ、ラフェンタテープなどがある。
※2　慢性疼痛に適応があるのは成人のみ。
※3　貼付部位の温度が上昇すると吸収量が増加し、過量投与となって呼吸抑制などの副作用が起こる可能性がある。
※4　空腹時と比較して、食後投与時で最高血中濃度（Cmax）が1.6倍増加した報告がある。ただし、安全性・忍容性に問題はないことが確認されている。

- ●主な用法用量----
- ●速放性製剤-----
- ●その他------

24時間おきに交換※5	24時間おきに投与
アブストラル舌下錠など※6	ナルラピド錠
便秘や眠気の作用が少ない	薬物相互作用が少ない

Memo

ヒドロモルフォンは、1日1回投与のため、モルヒネやオキシコドンの徐放錠に比べて管理しやすい。薬物相互作用が少ないため、内服薬が多い患者にも対応しやすい。

まとめ

フェンタニル	ヒドロモルフォン
▶内服困難な患者も使用できる	▶1日1回の投与で管理しやすい
▶腎機能が悪くても使いやすい	▶腎機能が悪くても使いやすい
▶便秘や眠気の副作用が少ない	▶薬物相互作用が少ない
▶貼付部位の温度上昇に注意	

木元先生の ワンポイント講座

　オピオイドには、耐性（薬がだんだん効かなくなってくる）や副作用（悪心嘔吐・便秘・呼吸抑制など）の問題がつきものです。例えば、モルヒネを投与中の患者で「効きが悪くなってきたな」「吐き気が現れていてつらそうだな」という場合には、積極的にフェンタニル貼付薬など他のオピオイドに変更します。薬を変更することで鎮痛効果の維持や副作用の軽減につながることが多いためです。

　このような、オピオイドの切り替えを「オピオイドスイッチング」といいます。薬剤変更の理由を患者に質問されたときのためにも、知っておくといいでしょう！

※5　フェントステープ、ワンデュロパッチは「24時間」おき、デュロテップMTパッチ、ラフェンタテープは「72時間」おきに交換する。

※6　オキノーム散、オプソ内用液（p.27）が「短時間作用型」とよばれるのに対し、フェンタニル製剤のアブストラル舌下錠やイーフェンバッカル錠は「即効型」とよばれ、前者に比べ作用発現時間が速い（p.38）。

ペンタゾシン注射薬 と フェンタニル注射薬
～オピオイド部分作動薬は併用注意！～

	ペンタゾシン	フェンタニル
●主な商品名	ソセゴン	フェンタニル
●薬の分類	オピオイド部分作動薬	（強）オピオイド鎮痛薬
●主な適応	がん性疼痛[※1]、術後疼痛	がん性疼痛、術後疼痛

●注意点

> 2剤を併用した場合、オピオイド受容体で拮抗が起こり、鎮痛作用が減弱する可能性がある（原則併用しない）

●ペンタゾシン
単剤使用の場合

> ペンタゾシンは部分作動薬なので、受容体の「一部」に結合する（鎮痛作用はフェンタニルに劣る）

受容体
ペンタゾシン→

●フェンタニル
と併用の場合

> 2剤を併用すると、ペンタゾシンが邪魔をするため、フェンタニルが受容体に結合できない（薬剤が拮抗し、鎮痛作用が減弱する）[※2]

受容体
フェンタニル→

フェンタニル単剤なら
このように結合できる→

※1　ソセゴン注射薬 30mg は、麻酔前投薬および麻酔補助のみ。

※2　モルヒネ、オキシコドン、ヒドロモルフォンなどの強オピオイドも、ペンタゾシンと併用すると拮抗作用を起こすため、原則併用しない。ペンタゾシン以外では、ブプレノルフィン（商品名：レペタン注、レペタン坐薬、ノルスパンテープ）もオピオイド部分作動薬として働くため、強オピオイドと併用すると拮抗作用を起こしてしまう（p.37）。

●主な用法用量 —— 鎮痛時、1回15mgを
筋肉内または皮下に注射

静脈内、硬膜外、
くも膜下に投与可能

●その他 ——— 麻薬指定されていないので、
金庫管理は不要※3

鎮痛時だけでなく、
麻酔時にも使う

Memo

- フェンタニルは局所麻酔薬と混注し、術後に硬膜外持続投与することも多い。
- 術後疼痛でペンタゾシンを使用するときは、硬膜外麻酔にオピオイドが混注されていないかを確認する。

まとめ

ペンタゾシン	フェンタニル
▶オピオイド部分作動薬	▶使用頻度が高いオピオイド
▶作用は強オピオイド薬より弱い	▶静脈以外にも投与できる
▶他のオピオイド薬と併用しない	▶麻酔薬と併用することも多い

木元先生の **ワンポイント講座**

　ペンタゾシンには注射薬と錠剤がありますが、ペンタゾシン錠には麻薬拮抗薬であるナロキソン（p.34）が配合されています。過去にペンタゾシン錠（当時はナロキソンを含まない）を溶解したものが、乱用目的で自己注射されていた事例があったため、ナロキソンが配合されるようになりました。現在のペンタゾシン錠を溶解して注射すると、ナロキソンによって禁断症状などが引き起こされる可能性があるため、乱用防止に一役買っています！

　ペンタゾシン錠に含まれているナロキソンは、経口投与の場合は速やかに肝臓で代謝されて消失するので、鎮痛作用の邪魔をすることはありません！

※3　ペンタゾシンの区分は、劇薬・向精神薬・習慣性医薬品。

トラマドール OD 錠 と
トラマドール／アセトアミノフェン配合錠
～適応の違いと注意点～

	トラマドール	トラマドール／アセトアミノフェン
●主な商品名	トラマール※1	トアラセット、トラムセット※2
●薬の分類	（弱）オピオイド鎮痛薬	（弱）オピオイド／解熱鎮痛薬
●主な適応	がん性疼痛、慢性疼痛	非がん性慢性疼痛、抜歯後疼痛

配合錠は、鎮痛作用が異なる2剤を組み合わせることで、さまざまな痛みに対処できるようになりました。配合錠には「がん性疼痛」の適応がないため、適応の違いも覚えておきましょう。

特徴や注意点

▶鎮痛作用はモルヒネやフェンタニルより弱い

▶神経障害性疼痛にも効果を発揮する（p.25）

▶強オピオイド同様に3大副作用に注意（p.26）

▶NSAIDs が効きにくい疼痛にも、効果を発揮する可能性がある

▶カロナールなどのアセトアミノフェン製剤との重複投与に注意※3

▶オピオイドの副作用、アセトアミノフェンの副作用に注意

※1 同じ成分の薬で、ワントラム錠（1日1回の徐放性製剤）、ツートラム錠（1日2回の徐放性製剤）がある。OD：口腔内崩壊錠（orally disintegrating）。水がなくても内服可能。

※2 それぞれ、1錠中にトラマドール 37.5mg とアセトアミノフェン 325mg が配合されている。

※3 商品名「PL 配合顆粒」には、アセトアミノフェンが 150mg、「SG 配合顆粒」には 250mg 配合されている。また、多くの市販薬（OTC）にも配合されているため注意する。

●主な用法用量	100〜300mg を 1 日 4 回に分割して投与	1 回 1 錠、1 日 4 回投与
●その他	1 回 100mg、1 日 400mg を 超えないこと	1 回 2 錠、1 日 8 錠を 超えないこと

Memo

最大用量でも鎮痛効果が得られなければ、NSAIDs の併用、モルヒネやフェンタニルなどの強オピオイドを検討する。

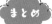

まとめ

トラマドール	トラマドール / アセトアミノフェン
▶がん性疼痛に適応がある	▶がん性疼痛に適応はない
▶作用は強オピオイドより弱い	▶さまざまな痛みに対処できる
▶オピオイド 3 大副作用に注意	▶アセトアミノフェン重複に注意

木元先生の ワンポイント講座

　オピオイドといえば、麻薬に指定されているものも多く、「耐性」や「依存性」も気になりますよね。ここでは、オピオイドが持つ「依存性」について説明いたします！

　健常者がオピオイドを使用すると、脳内でドパミンが放出されて多幸感などの快感が現れ、依存・中毒につながることがわかっています。しかし、がん患者がオピオイドを使用しても、身体の痛みが脳内のドパミン放出を抑制するため、快感・依存は現れにくいのです。医療用にて、鎮痛目的で使用する分には、依存性はほとんど問題になりませんよ。

ナロキソン注射薬 と ナルデメジン錠
～オピオイド拮抗薬の特徴と使い方～

	ナロキソン	ナルデメジン
●主な商品名	ナロキソン	スインプロイク
●薬の分類	オピオイド受容体拮抗薬	末梢性オピオイド受容体拮抗薬
●主な適応	オピオイド誘発性の呼吸抑制	オピオイド誘発性の便秘

この2剤は、オピオイドの副作用に対抗するための薬です。ナロキソンは呼吸抑制に、ナルデメジンは便秘対策に使います。

特徴や注意点

▶オピオイドの急性中毒で起こる呼吸抑制の解除に使う[※1]

▶術後に起こる覚醒遅延の改善にも使用される

▶非麻薬性の中枢神経抑制薬および病的原因による呼吸抑制には禁忌[※2]

▶オピオイド誘発性便秘症（OIC）[※3]に使う

▶消化管のオピオイド受容体に作用し、中枢の受容体には作用しにくい

▶消化管閉塞の患者には禁忌（消化管穿孔を起こす可能性あり）

呼吸抑制の解除

便秘の改善

※1　薬剤によっては、作用の持続時間が本剤より長いものがあるため、呼吸抑制の再発に注意し、必要に応じて反復投与する。

※2　トラマドール（p.32）など、一部の非麻薬性鎮痛薬の呼吸抑制に用いることがある。使用の際は、医師の指示や添付文書を確認すること。

※3　OIC：オピオイド誘発性便秘症（opioid-induced constipation）。オピオイド誘発性の便秘は耐性がつかないので、薬剤投与中は排便管理が必要。

- ●主な用法用量‑‑‑‑

1回 0.2mg を静脈内注射※4	1回 0.2mg を1日1回投与
過量投与になると、鎮痛効果が減弱する可能性あり	オピオイドを中止した場合、本剤の投与も中止する

- ●その他‑‑‑‑‑‑‑‑

Memo

- オピオイドの使用中（特に導入時、増量時、薬剤変更時）は過量投与に注意し、呼吸抑制があったときはすぐにナロキソンを使える状態にしておく。
- ナルデメジンの適応はオピオイド誘発性の便秘症のみ。

まとめ

ナロキソン	ナルデメジン
▶中枢のオピオイド受容体拮抗薬	▶末梢のオピオイド受容体拮抗薬
▶オピオイド誘発性の呼吸抑制（急性症状）にのみ使う	▶オピオイド誘発性の便秘（慢性症状）にのみ使う

木元先生の ワンポイント講座

　オピオイドを使用すると、かなりの高確率で「便秘」の副作用が現れます。これは、消化管において、副交感神経上に存在するオピオイド受容体が刺激され、アセチルコリンの放出が抑制されてしまうことに起因します（要は、消化管で排泄を担当している副交感神経の働きが悪くなります）。だったら、この作用機序を利用しちゃえ！と、下痢止めとして開発されたのが「ロペラミド（商品名：ロペミン）」で、消化管のオピオイド受容体をブロックしないと！と、便秘予防に開発されたのが「ナルデメジン」です。ロペラミドの止痢作用が強いことも、ナルデメジンがオピオイド誘発性以外の便秘に無効なのも納得ですね！

※4　効果不十分の場合、さらに2〜3分間隔で 0.2mg を1〜2回追加投与する。ペンタゾシン錠とオキシコドン徐放錠 NX には、オピオイドの乱用防止目的でナロキソンが配合されている。NX：ナロキソン（naloxone）。

強オピオイド鎮痛薬の代表例

	モルヒネ (MS コンチンなど)	オキシコドン (オキシコンチン TR など)	ヒドロモルフォン (ナルサス)	フェンタニル (フェントスなど)
鎮痛の強さ	基準薬	モルヒネの 約 1.5 倍 (経口比)	モルヒネの 約 5 倍 (経口比)	モルヒネの 約 50～100 倍
3 大副作用	便秘・悪心嘔吐・眠気 (急性症状として呼吸抑制にも注意する)			
副作用の頻度	他の 3 剤より 多い	モルヒネより 少ない	モルヒネより 少ない	便秘の副作用が 少ない
腎障害時	副作用の リスクが高い	慎重投与	慎重投与	慎重投与だが、 比較的安全に 投与可能
肝障害時	重篤な肝障害に は投与禁忌	慎重投与	慎重投与	慎重投与
その他	呼吸困難にも 有効	経口オピオイド の中で、最も 使用頻度が高い	経口薬は 1 日 1 回で OK	静注オピオイド の中で、最も 使用頻度が高い

[医療情報科学研究所編. 薬がみえる vol.1 第 2 版. メディックメディア, 2021, p130 を参考に作成]

・上記のオピオイドで治療困難な中等度～高度のがん性疼痛ではメサドン（商品名：メサペイ
ン）を使うことがある。
・以前は「WHO 方式三段階除痛ラダー」に沿って、作用が弱い薬から段階的に強い薬に変更
していた。しかし「WHO がん性疼痛に関するガイドライン」の 2018 年改訂版から、ラダ
一文が削除された。そのため、「三段階除痛ラダー」は一つの目安にとどめ、疼痛状況・患
者の状態に応じた薬剤選択が推奨されている[2]。

弱オピオイド鎮痛薬の代表例

	コデイン (リン酸コデイン)	トラマドール (トラマール、ワントラム など)
分類	麻薬性オピオイド鎮痛薬 ただし、含有量が 1%未満の場合は 非麻薬性(家庭麻薬)となる	非麻薬性オピオイド鎮痛薬 (金庫管理が不要)
鎮痛の強さ	モルヒネの 1/6 程度	モルヒネの 1/5〜1/10 程度
副作用の頻度	モルヒネに比べて少ない	モルヒネに比べて少ない
主な特徴	鎮咳薬として使用することが多い	アセトアミノフェンとの配合薬がある
その他	コデイン自体には鎮痛・鎮咳作用はなく、肝臓でモルヒネに代謝されて薬効を示す	ノルアドレナリン・セロトニン再取り込み阻害作用を持ち、これによる鎮痛作用を示す

オピオイド部分作動薬(拮抗性鎮痛薬)

	ペンタゾシン (ソセゴン)	ブプレノルフィン (レペタン、ノルスパン)
分類	非麻薬性オピオイド鎮痛薬 (金庫管理が不要)	非麻薬性オピオイド鎮痛薬 (金庫管理が不要)
鎮痛の強さ	モルヒネの 1/4〜1/2 程度	モルヒネの約 20〜50 倍
特記事項	単独投与では鎮痛作用を発揮するが、モルヒネやフェンタニルなど、他のオピオイド鎮痛薬と拮抗するため、併用すると作用が減弱する	

がん性疼痛の種類

	持続痛	突出痛
痛みの定義	「24時間のうち12時間以上経験される平均的な痛み」として患者によって表現される痛み	持続痛の有無や程度、鎮痛薬治療の有無にかかわらず発生する一過性の痛みの増強
オピオイドの選択	徐放性製剤（定期薬として使用）	速放性製剤（主にレスキュー薬として使用）

オピオイド鎮痛薬の速放性製剤まとめ

	モルヒネ（オプソの場合）	オキシコドン（オキノームの場合）	ヒドロモルフォン（ナルラピド）	フェンタニル（アブストラルの場合）
作用分類	短時間作用型：SAO			即効型：ROO
剤形	内用液	散剤	錠剤	舌下錠
作用の発現時間	60分以内	15〜30分	約30分	約10分
作用の持続時間	3〜6時間	4〜6時間	4〜5時間	1時間以上
投与間隔の目安	1時間以上は空ける			2時間以上は空ける
投与回数の上限	回数制限なし			4回/日まで

・オキノームやオプソは定期薬としても使用することがある。
・SAO：短時間作用型オピオイド（short acting opioid）、ROO：即効型オピオイド（rapid onset opioid）。
・ROOは粘膜吸収型のフェンタニル製剤で、アブストラル舌下錠の他にイーフェンバッカル錠がある。
・ROOは、SAOよりも注意点が多く、使用方法がやや複雑なので、使用の際は添付文書と医師の指示を必ず確認すること。

オピオイド拮抗薬の特徴

	ナロキソン (一般名と同じ)	ナルデメジン (スインプロイク)
受容体への作用	中枢のオピオイド受容体に拮抗	末梢のオピオイド受容体に拮抗
投与目的	オピオイド誘発性の 呼吸抑制解除に使う	オピオイド誘発性の 便秘改善に使う
注意点	オピオイド誘発性以外の病態には無効	

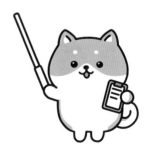

センノシド錠 と
酸化マグネシウム錠
～特徴や違い、作用発現時間の目安～

	センノシド	酸化マグネシウム
主な商品名	プルゼニド[※1]	マグミット
薬の分類	大腸刺激性下剤	浸透圧性下剤：塩類下剤
主な特徴	大腸を刺激して、腸の運動を活発にする	大腸内の水分を増やし、便を軟らかくする

大腸刺激性下剤は「腸内の便を動かす」イメージで、浸透圧性下剤は「腸内の便を軟らかくする」イメージの薬です。それぞれ、下部内視鏡検査（大腸カメラ）の前投薬としても使います。

特徴や注意点

▶大腸を刺激するため、蠕動運動の亢進によって、腹痛（蠕動痛）を起こす可能性がある

▶高齢者や腎機能が悪い患者に投与すると、Mg の排泄が停滞し、高 Mg 血症による悪心などを起こす可能性がある[※2]

※1　同効薬で、アローゼン顆粒がある。
※2　血清 Mg の正常値は 1.8〜2.6 mg/dL。2.7 mg/dL 以上のときは高 Mg 血症と診断され、5mg/dL を超えると、悪心・嘔吐、筋力低下、全身倦怠感、傾眠、徐脈、低血圧などの症状が現れる。12mg/dL 以上になると、意識混濁・消失や呼吸筋麻痺が生じ、心停止に至ることもある（各数値は目安）。

主な用法用量	1日1回12〜24mgを就寝前に投与	2gを1日3回分割投与（食前でも食後でも可）[※3]
耐性の有無	連用で生じやすい	生じにくい
作用発現の目安	投与後8〜10時間	投与後7〜8時間[※4]

Memo

センノシドは、使い続けると耐性が生じるため、可能な限り連用しないこと。
生活習慣を見直したり、酸化マグネシウムや他の薬剤と併用して使う。

まとめ

センノシド	酸化マグネシウム
▶大腸を刺激して便を動かす	▶水分を増やし便を軟らかくする
▶腹痛（蠕動痛）に注意	▶高Mg血症に注意
▶連用により耐性を生じやすい	▶連用しても耐性は生じにくい

木元先生の **ワンポイント講座**

　センノシドと酸化マグネシウムでは、妊婦に対して使えるか？ 使えないか？
も異なります！ センノシドは大腸の他、子宮に対しても刺激作用を発現して
しまうため、妊婦への使用は原則として禁忌とされています。一方、酸化マグ
ネシウムは、大部分が消化管で作用して便を軟らかくする薬で、妊婦に対して
も比較的安全に使用できます♪

　また、妊婦において酸化マグネシウムで効果が不十分な場合には、ピコスル
ファート（p.42）が使用されるケースもあります。ピコスルファートは大腸刺
激性下剤ではあるものの、子宮への影響が少ないため、妊婦への使用が可能で
す。妊娠中、多くの方が便秘に悩まされると思います。妊婦に使用できる下
剤・できない下剤もおさえておきましょうね。

※3　排便状況により適宜調整し、就寝前のみ内服することもある。本文の記載は緩下作用を目的とした用法用量で
あり、制酸作用や尿路結石の予防目的では用法用量が異なる。
※4　酸化マグネシウムは、作用発現の個人差が大きい。高用量では2時間で作用が発現した報告もある。

ピコスルファート内用液 と ラクツロースシロップ

～作用が異なる液体の下剤を比較～

	ピコスルファート	ラクツロース
主な商品名	ラキソベロン	モニラック、ピアーレ
薬の分類	大腸刺激性下剤	浸透圧性下剤：糖類下剤
主な作用	大腸を刺激して、腸の運動を活発にする	腸管内の pH を低下させ、アンモニアの吸収を抑える

ピコスルファートはセンノシド（p.40）とほぼ同じ作用機序の薬。ラクツロースは、便を軟らかくする作用に加え、高アンモニア血症を予防する働きがあります。高アンモニア血症のリスクがある人は、特に排便コントロールが重要です[1]。

特徴や注意点

▶センノシド同様に、大腸を刺激するため腹痛に注意

▶重大な副作用として腸閉塞、腸管穿孔、虚血性大腸炎がある

▶腸管内の水分を増やし、便を軟らかくする作用がある

▶α-グルコシダーゼ阻害薬（p.124）と併用注意[2]

※1 便秘になると、便中の腸内細菌がアンモニアを増加させる。アンモニアには毒性があり、高アンモニア血症では「肝性脳症」を起こす危険がある。
※2 ラクツロースの作用が増強され、下痢などの副作用発現率が高くなる。

主な用法用量	1日1回、数滴〜30滴程度 （患者により個人差が大きい）	30〜60mL を 1日2〜3回の分割投与
耐性の有無	連用で生じる可能性あり[※3]	生じにくい
作用発現の目安	投与後7〜12時間	投与後24〜48時間

Memo

ピコスルファートは1滴単位で使うことができるため、便秘の状況に応じた用量調整がしやすい。ピコスルファート6滴で、おおよそセンノシド1錠分（12mg）の換算。

ピコスルファート	ラクツロース
▶大腸を刺激して便を動かす	▶水分を増やし便を軟らかくする
▶腹痛、腸閉塞などに注意	▶高アンモニア血症の予防で使う
▶連用で耐性を生じる可能性あり	▶耐性は生じにくい

木元先生の ワンポイント講座

　ラクツロースは他の下剤とは異なり、肝硬変で「高アンモニア血症」を起こしている患者に使用する下剤です！肝硬変では体内のアンモニアをうまく分解できず、肝性脳症の原因となってしまいます。

　ラクツロースは…

①酸として消化管内のアンモニア産生菌を攻撃、菌の増殖を抑制してアンモニアの吸収を抑制する。

②浸透圧性下剤として作用し、便中のアンモニアを速やかに排泄する。

　これらの働きを示し、特に①の作用はラクツロース独特であるため、高アンモニア血症の際に重宝されています。

※3 センノシドに比べると、耐性は生じにくいとされているが、大腸刺激性下剤なので耐性の可能性を考慮する。

ルビプロストンカプセル と エロビキシバット錠
～作用の特徴、投与タイミングの違い～

	ルビプロストン	エロビキシバット
主な商品名	アミティーザ	グーフィス
薬の分類	上皮機能変容薬	上皮機能変容薬
主な作用	便を軟らかくする	便を軟らかくし腸の動きも活発にする

商品名の「アミティーザ」「グーフィス」の方が聞き慣れていますね！ 上皮機能変容薬は、小腸や腸粘膜上皮に作用し、腸管内に水分を増やすことで便を軟らかくしたり、潤滑作用によって排便を促します[1]。

特徴や注意点

▶小腸の水分を増やし、便を軟らかくする働きがある

▶高頻度の副作用として下痢、悪心、腹痛、胸部不快感がある

▶妊婦には禁忌[2]

▶胆汁酸の分泌を増やし、便を軟らかくする働きがある[3]

▶高頻度の副作用として腹痛、下痢がある

▶原則、妊婦には投与しない[4]

※1 ルビプロストンの薬効分類名は「クロライドチャネルアクチベーター」で、エロビキシバットの薬効分類名は「胆汁酸トランスポーター阻害薬」だが、ここでは広義で「上皮機能変容薬」とした。
※2 動物実験で、流早産の頻度が増加している。
※3 胆汁酸は、大腸内に水分と電解質を分泌させる働き、消化管運動を促進させる働きがある。
※4 動物実験で、母体毒性、出生児の生存率、成長および発達への影響が報告されている。

主な用法用量	1回24μgを1日2回、朝食後・夕食後に投与	10mgを1日1回食前に投与
耐性の有無	生じにくい	生じにくい
作用発現の目安	投与後24時間以内	投与後24時間以内

Memo

下剤によって、食前・食後・就寝前など投与のタイミングが異なる。センノシド（p.40）やピコスルファート（p.42）は就寝前に投与することが多い。

まとめ

ルビプロストン
▶ 便を軟らかくする
▶ 下痢、悪心、腹痛などに注意
▶ 投与のタイミングは食後

エロビキシバット
▶ 便の軟化、腸の動きを活性化
▶ 腹痛、下痢などに注意
▶ 投与のタイミングは食前

木元先生の ワンポイント講座

　ルビプロストンとエロビキシバットは、服薬タイミングが食後・食前としっかり決まっているのが特徴的な薬ですね！ ルビプロストンは食後以外に服用すると悪心の副作用が発現しやすくなることがわかっています。エロビキシバットは胆汁酸の分泌を介して便を軟らかくする薬なので、胆汁酸が放出される前、つまり、食前に服薬しておくことでスムーズに薬効が発現します。

　患者さんに「この薬って、寝る前に飲んでもよいですか？」と聞かれたときに、センノシドや酸化マグネシウムなどと同じ感覚で「いいですよ」と答えてしまうと、トラブルのもとになってしまうかもしれません。

マクロゴール 4000 配合内用剤 と リナクロチド錠

～酸化マグネシウムより安全性が高い薬～

	マクロゴール 4000	リナクロチド
主な商品名	モビコール	リンゼス
薬の分類	浸透圧性下剤	上皮機能変容薬[※1]
主な作用	腸管内に水分を増やし、便を軟らかくする	腸管内に水分を増やし、便を軟らかくする

いずれも 2017～2018 年に発売され、便秘薬の中では比較的新しい薬です。マクロゴール 4000 配合内用剤（本文では以下、マクロゴールと記載します）は、他の便秘薬に比べて安全性の高い薬です。

特徴や注意点

▶作用機序は、酸化マグネシウムとほぼ同じ（p.40）

▶高 Mg 血症を起こさないため、高齢者や腎機能が悪い患者にも使いやすい

▶便の軟化作用だけでなく、大腸痛覚過敏の改善作用がある

▶便秘型の過敏性腸症候群に適応がある

便秘改善

[※1] 薬効分類名は「グアニル酸シクラーゼ C 受容体アゴニスト」だが、ここでは広義で「上皮機能変容薬（p.44）」とした。

主な用法用量-----	1日1包、いつでも可	0.5mgを1日1回、食前に内服※2
耐性の有無-------	つきにくい	つきにくい
作用発現の目安---	約48時間後	24時間以内

Memo

マクロゴールの投与タイミングはいつでもよい。ただし、作用発現に2日ほどかかるため、速効性を期待するときは使いにくい。

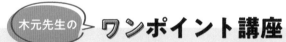
まとめ

マクロゴール4000	リナクロチド
▶水分を増やし便を軟らかくする	▶便の軟化＋痛覚過敏を改善する
▶重篤な副作用は少ない	▶便秘型の過敏性腸症候群に適応
▶投与タイミングはいつでもOK	▶投与のタイミングは食前
▶作用発現に時間がかかる	▶食後投与は下痢になる可能性

木元先生の ワンポイント講座

　マクロゴールは、非常に安全性が高い薬で、2歳からの服用も可能です！ただ、このマクロゴールは、服薬の際に「水に溶かして」飲む必要があります。大人ならたいして気にならなくても、2歳や3歳だと、水に溶かした薬を飲むなんて嫌がりそうですよね。

　しかし！ 安心していただきたいのが、いろいろなものに混ぜて飲んでも大丈夫という点です！ リンゴジュース、乳酸菌飲料、ココア、コーンスープ、お味噌汁など、これらに混ぜての服用が可能です（薬の味を感じることはほぼありませんよ）。カフェインを含む飲料との混合のみ、推奨されておりませんので、その点だけお気をつけください♪

※2 食後服用の場合、下痢などの副作用発現率が上昇する。

グリセリン浣腸 と
炭酸水素 Na・無水リン酸二水素 Na 坐薬
～速効性のある下剤の特徴～

	グリセリン	炭酸水素 Na・無水リン酸二水素 Na
主な商品名	（一般名と同じ）	新レシカルボン
薬の分類	直腸刺激性下剤	直腸刺激性下剤
主な作用	浸透圧で直腸内の水分を増やし、便を排出させる	炭酸ガスで直腸の動きを活発にし、便を排出させる

内服薬は効果を発揮するのに数時間から数日かかるため、すぐに作用させたいときは、浣腸や坐薬を使います。

特徴や注意点

▶立位で行うと直腸穿孔の危険があるため、必ず臥位で行う

▶ストッパーを押し込まない（腸内に残存した事例あり）

▶挿肛が浅いと、基剤が溶ける前に肛門から出てしまう可能性あり

▶油脂性基剤のため、冷所で管理する[※1]

※1　油脂性基剤：油や熱で溶けやすい性質があるため、常温だと溶けてしまう可能性がある。アセトアミノフェン坐薬、ジクロフェナク坐薬なども油脂性基剤のため、冷所管理が必要。一方、水溶性基剤は、常温でも安定するため、冷所管理は不要。水溶性基剤の坐薬には、ジアゼパム坐薬、ドンペリドン坐薬などがある。基剤が異なる坐薬を同時に使うときは、吸収効率の理由から、水溶性基剤→油脂性基剤の順に使用する（p.69）。

主な用法用量	1回 10〜150mL を直腸内に注入	通常 1〜2 個を肛門内深くに挿入する
耐性の有無	連用で生じる可能性	明確な記載なし
作用時間の目安	約 3〜10 分	約 15〜30 分

Memo

いずれも、直腸内に便が溜まっているときにしか効果を発揮しないため、前日または 2 日前に内服薬（p.40〜47）で便を動かしておくと効果的に作用する。

まとめ

グリセリン	炭酸水素 Na・無水リン酸二水素 Na
▶浸透圧で排便を促進させる	▶炭酸ガスで排便を促進させる
▶必ず臥位で行う	▶腸管穿孔のリスクはほぼない
▶連用で耐性を生じる可能性あり	▶冷所管理が必要な坐薬

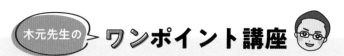

木元先生の ワンポイント講座

　新レシカルボン坐薬と同じく、便秘改善のために「ビサコジル（商品名：テレミンソフト）」がよく用いられています。新レシカルボン坐薬と比べて、①薬そのものが小さい、②作用が強いなどの特徴がありますね。しかし、子宮収縮を誘発して流早産を招く可能性があることから、妊婦への使用には注意が必要です。ビサコジルの経口薬は、ピンクの小粒「コーラック」として有名ですが、妊婦への危険性は市販薬でも同様のため、たかが下剤と油断してはいけませんね。

下剤・便秘薬の代表例まとめ①

	一般名 （主な商品名）	主な作用	主な注意点・特記事項
大腸刺激性下剤	センノシド （プルゼニド）	大腸を刺激して、腸の動きを活発にする	腹痛（蠕動痛）、耐性が生じる可能性がある。連用は避けて、頓用で使用する
	ピコスルファート （ラキソベロン）	大腸を刺激して、腸の動きを活発にする。液薬なので滴下調整しやすい	腹痛（蠕動痛）を生じる可能性がある。センノシドに比べると、耐性は生じにくい
	ビサコジル （テレミンソフト）	直腸や結腸を刺激して、腸の動きを活発にする。坐薬で、速効性がある	直腸刺激感を伴うことや、一過性の血圧低下が報告されている
浸透圧性下剤	酸化マグネシウム （マグミット）	浸透圧を高めることで、大腸内の水分を増やし、便を軟らかくする	重大な副作用に高 Mg 血症があり、高齢者や腎機能が低下している患者は注意
	マクロゴール 4000 配合内用剤 （モビコール）	浸透圧を高めることで、大腸内の水分を増やし、便を軟らかくする	酸化マグネシウムのような重大な副作用はない。小児にも適応がある安全性の高い薬
	ラクツロース （モニラック）	アンモニアの吸収を抑える作用、浸透圧による便の軟化作用がある	高アンモニア血症の予防に使う。産婦人科術後の排便・肺ガス促進にも適応あり

大腸刺激性下剤は、大腸を刺激して「便を動かす」イメージ。浸透圧性下剤は、大腸に水分を増やして「便を軟らかくする」イメージ。

下剤・便秘薬の代表例まとめ②

	一般名 （主な商品名）	主な作用	主な注意点・特記事項
上皮機能変容薬	ルビプロストン （アミティーザ）	小腸に水分を増加させて、便を軟らかくする	高頻度の副作用に下痢、悪心がある。食前に投与すると副作用が生じやすいため、食後に投与する
	エロビキシバット （グーフィス）	胆汁酸の分泌を増やす作用がある。便を軟らかくしたり、腸の動きを活発にする	高頻度の副作用に下痢、悪心がある。食前に投与することで、効果的に作用する
	リナクロチド （リンゼス）	腸管内の水分を増やし、便を軟らかくする。大腸痛覚過敏の改善作用あり	食後に投与すると副作用が生じやすいため、食前に投与する。便秘型の過敏性腸症候群に適応あり
直腸刺激性下剤	グリセリン （一般名と同じ）	浸透圧により直腸内の水分を増やし、便を排出させる。浣腸液で、速効性がある	立位で浣腸を行うと、直腸穿孔の危険があるため、必ず臥位で行う
	炭酸水素 Na・ 無水リン酸二水素 Na （新レシカルボン）	炭酸ガスで直腸の動きを活発にし、便を排出させる。坐薬で、速効性がある	挿肛が浅いと、溶ける前に肛門から出てしまう可能性がある。油脂性基剤のため冷所管理が必要

・上皮機能変容薬は、小腸の水分や胆汁酸を増やし「便を軟らかくする」イメージ。直腸刺激
　性下剤は、直腸を刺激することで「すぐに便を出したいときに使う」イメージ。

・その他、症状や体力に応じて、大黄甘草湯、麻子仁丸、大建中湯、防風通聖散などの漢方薬
　も使われる（p.202）。

ゾルピデム錠 と ブロチゾラム錠

～「超短時間型」と「短時間型」の違い～

	ゾルピデム	ブロチゾラム
主な商品名	マイスリー	レンドルミン
薬の分類	非ベンゾジアゼピン系睡眠薬 （超短時間型）	ベンゾジアゼピン系睡眠薬[1,2] （短時間型）
主な作用	催眠作用	催眠作用＋筋弛緩作用など

ベンゾジアゼピンとは、薬の化学的な構造のことです。ベンゾジアゼピン構造に類似しているものの、やや異なる構造を持つものを非ベンゾジアゼピンとよびます。化学構造は難しいので、無理に覚える必要はありません。

特徴や注意点

▶適応は「不眠症」となっているが主に入眠困難の改善に使う

▶高齢者や肝機能が悪い患者は、代謝が遅延し転倒リスクが高くなる

▶前向性健忘[3] を起こしやすい

▶入眠困難を改善し、程よい作用持続時間を示すためバランスが良い

▶筋弛緩作用があるため、夜間や早朝の転倒・転落に注意

２剤とも急性閉塞隅角緑内障の患者、重症筋無力症の患者には禁忌

※1 正しくは「チエノトリアゾロジアゼピン系」だが、広義で「ベンゾジアゼピン系」とすることが多い。
※2 ベンゾジアゼピン系睡眠薬：脳内で神経興奮にかかわるベンゾジアゼピン受容体（BZD受容体）を刺激して、催眠作用にかかわるGABAの神経伝達を促進することで効果を発揮する。
※3 服用後、入眠までの、あるいは中途覚醒時の記憶が曖昧となること。他にもゾピクロン（商品名：アモバン）やエスゾピクロン（商品名：ルネスタ）など「超短時間型の睡眠薬」で起こりやすい（p.54）。

作用のピーク時間	約 0.8 時間	約 1 時間
消失半減期	約 2 時間	約 7 時間
習慣性・依存性	生じる可能性あり	生じる可能性あり

Memo

- ゾルピデムは作用発現が速いため、入眠までに時間がかかる患者に有効。ただし、消失半減期が短いため、途中で目が覚める中途覚醒には不向き。
- ブロチゾラムは作用発現が速く、かつ消失半減期が長いので、入眠困難だけでなく中途覚醒で眠れない患者にも有効。

ゾルピデム
- ▶非ベンゾジアゼピン系睡眠薬
- ▶超短時間型の作用
- ▶前向性健忘などに注意

ブロチゾラム
- ▶ベンゾジアゼピン系睡眠薬
- ▶短時間型の作用
- ▶筋弛緩作用による転倒に注意

木元先生の ワンポイント講座

　睡眠薬を服用する際に気をつけたいものにアルコールとの相互作用があります！ アルコールには、催眠薬の作用を増強させる働きがあるので、睡眠薬服用の前後に飲酒してしまうと、「目覚めにくい、深い眠り」に陥ってしまうおそれがあります。

　また、飲み物に他者がアルコールを混入し、窃盗や性犯罪を行うという悪質なケースもあります。こうしたことから身を守るために、見知らぬ人から差し出された飲み物には手を付けないなど、気をつけましょう。

ゾピクロン錠 と エスゾピクロン錠

～同じ成分なのに改良された薬～

	ゾピクロン	エスゾピクロン
主な商品名	アモバン	ルネスタ
薬の分類	非ベンゾジアゼピン系睡眠薬（超短時間型）	非ベンゾジアゼピン系睡眠薬（超短時間型）
主な作用	催眠作用	催眠作用

ゾピクロンとエスゾピクロンの2つは、親戚関係の薬です。化学構造の話になりますが、ゾピクロンの成分は「R体」と「S体」から構成され、エスゾピクロンは「S体のみを抽出」した薬。だから名前が「エス（S）ゾピクロン」なんですね[1]！

●ゾピクロンの構造

ゾピクロンの構造
R体　S体

・R体とS体は2つの化学構造が左右対称（右手と左手のような関係）になっているものを指します

S体のみを抽出 → エスゾピクロン

・R体には催眠作用がほとんどない

●共通の注意点

・ゾピクロン、エスゾピクロンともに独特の苦みを感じるが、エスゾピクロンの方がやや苦味を感じにくい[2]
・超短時間型であり、前向性健忘に注意する（p.52）

※1　R体とS体の関係は「鏡像異性体」または「光学異性体」とよばれる。
※2　エスゾピクロンは苦味を軽減するためにコーティング錠となっているため、粉砕すると苦味が増強する可能性がある。

作用のピーク時間	約1時間	約1時間
消失半減期	約4時間	約5時間
習慣性・依存性	生じる可能性あり	認められなかった[3]

Memo

- いずれも消失半減期が短い睡眠薬であり、入眠困難（不眠症）に適応となる薬。
- エスゾピクロンは、依存性や習慣性などの観点からも改善された薬。

まとめ

ゾピクロン	エスゾピクロン
▶非ベンゾジアゼピン系睡眠薬	▶ゾピクロンの改良版
▶超短時間型の作用	▶依存性や習慣性も改善
▶苦みが特徴的	▶苦味は残っている

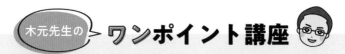
木元先生の ワンポイント講座

　立体構造が異なるR体とS体で作用に違いが出るということはよくあります！ 胃薬の、オメプラゾール（商品名：オメプラール。R体とS体が等量）とエソメプラゾール（商品名：ネキシウム。S体のみを抽出。名前の由来はS+オメプラゾール）でも有名ですね（p.142）。

　R体とS体は、人間の右手と左手みたいな関係です。人によって、動かしやすい利き手がありますよね。薬でも、そうした関係のものがあります。

---

[3] ルネスタ錠の添付文書には「連用により薬物依存を生じることがある」と記載されているが、インタビューフォームには「依存性、持ち越し効果、耐性の形成、反跳性不眠などは認められなかった」とある。
　持ち越し効果：薬の効果が持続し、朝になっても眠い状態が続くことで「残遺効果」や「残眠感」ともよばれる。
　反跳性不眠：急に薬をやめたときに生じる離脱症状のことで、薬の服用以前よりも不眠が悪化することがある。

フルニトラゼパム錠 と ラメルテオン錠

〜強力な睡眠薬、生理作用に近い睡眠薬〜

	フルニトラゼパム	ラメルテオン
主な商品名	サイレース	ロゼレム[※1]
薬の分類	ベンゾジアゼピン系睡眠薬 （中時間型）	メラトニン[※2] 受容体作動薬 （時間型の分類なし）
主な作用	催眠作用＋筋弛緩作用など	体内リズムの調整

フルニトラゼパムには、錠剤の他に静注液（点滴）もありますね[※3]。ラメルテオンは、依存性や耐性が少なく、生理的な作用に最も近い睡眠薬といわれています。

特徴や注意点

- ▶作用機序は、ブロチゾラムとほぼ同じ（p.52）
- ▶筋弛緩作用があるため、転倒・転落に注意

- ▶催眠作用が弱いため、投与初期は効果を実感しにくい
- ▶継続投与で入眠潜時[※4] が短くなり、12週間で効果が最大化する

※1　同効薬でメラトニン顆粒（商品名：メラトベル顆粒）がある。メラトニン顆粒の適応は小児のみ。
※2　松果体から分泌されるホルモンのこと。夕方から徐々に分泌され、体温を下げて眠気を誘発させる働きがある。夜になると自然に眠くなるのはメラトニンのおかげ。
※3　静注液を使う際は、呼吸抑制に注意し、入眠後は点滴を止めたり速度を遅くするなど、慎重に対応する。
※4　布団に入ってから、眠りにつくまでの時間のこと。

作用のピーク時間	約 0.75 時間	約 0.75 時間[※5]
消失半減期	約 17～24 時間	約 1 時間
習慣性・依存性	生じる可能性あり	極めて少ない

Memo

- フルニトラゼパムは消失半減期が長いため、翌日の持ち越し効果に注意する。
- ラメルテオンは、食事の影響を受ける可能性がある。

まとめ

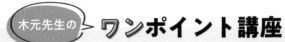

フルニトラゼパム	ラメルテオン
▶ ベンゾジアゼピン系睡眠薬	▶ メラトニン受容体作動薬
▶ 中時間型の作用	▶ 生理的な作用に最も近い睡眠薬
▶ 持ち越し効果や転倒に注意	▶ 投与初期は効果を実感しにくい

木元先生の ワンポイント講座

　間脳の松果体から分泌されているメラトニンは、朝の分泌量は少なく、夜に分泌量が増加することから、体内時計に関係があることがわかっています。その関係を利用して、「体内時計を整えることで睡眠を促す」のがラメルテオンです。ラメルテオンは脳内のメラトニン受容体を刺激して自然な眠りに近い催眠作用を発揮します。数週間かけてじわじわと効果を発現し、2～3カ月で作用が安定するため、服用初期にはなかなか効果を実感しにくい薬です。

※5 ラメルテオンは空腹時と食後では薬物動態が異なる。食後では作用のピーク時間（Tmax）が数分遅くなったり、最高血中濃度（Cmax）が低下するなどの影響がある。本文は空腹時の単回投与データを記載。

スボレキサント錠 と
レンボレキサント錠

～オレキシン受容体拮抗薬を比較～

	スボレキサント	レンボレキサント
主な商品名	ベルソムラ	デエビゴ
薬の分類	オレキシン受容体拮抗薬 （時間型の分類なし）	オレキシン受容体拮抗薬 （時間型の分類なし）
主な作用	覚醒状態を抑える	覚醒状態を抑える

> オレキシンは「日中の覚醒」を維持する神経伝達物質のこと。この2つの薬はオレキシン受容体を遮断することで、覚醒から睡眠モードに移行させる働きがあります。

特徴や注意点

▶ 薬を一包化できない
（湿度や光に影響を受ける）

▶ 併用禁忌薬が多い[※1]

▶ 1回量は成人 20mg
高齢者は 15mg[※2]

▶ 薬を一包化できる
（湿度や光に影響を受けにくい）

▶ 併用禁忌薬はない[※3]

▶ 1回量は年齢に関係なく 5mg
（最大量は 10mg）

※1　代謝酵素であるCYP3Aを強く阻害する薬（イトラコナゾール、クラリスロマイシンなど）と併用した場合、
　　　血中濃度が急上昇してしまう危険がある。
※2　薬物試験で、高齢者は血中濃度が高くなる傾向が認められている。
※3　併用禁忌にはなっていないが、スボレキサント同様にCYP3A阻害薬との併用は注意。

作用のピーク時間----	約 1.5 時間[4]	約 1.5 時間[5]
消失半減期--------	約 10 時間	約 50 時間
習慣性・依存性-----	極めて少ない	極めて少ない

Memo

- 2剤とも食後に投与すると、作用の発現時間が遅くなる。
- レンボレキサントは消失半減期が長い薬だが、プラセボ群（対照群）と比較し、臨床上問題となる持ち越し効果は確認されていない。

まとめ

スボレキサント	レンボレキサント
▶覚醒を抑える作用がある	▶スボレキサントの改良版
▶薬を一包化できない	▶薬を一包化できる
▶併用禁忌薬が多い	▶併用禁忌薬はない

木元先生の ワンポイント講座

　2010 年にはラメルテオン、2014 年にはスボレキサントと、それまで数十年もの間、睡眠薬といえばベンゾジアゼピン系でしたが、立て続けに新規作用機序の薬が発売となりました。ベンゾジアゼピン系薬では、依存性が問題となっており、服薬を中止する際には徐々に減量していく…などの注意が必要でした（急な服薬中止は、離脱症状の原因！）。ラメルテオンやスボレキサント、レンボレキサントの依存性が極めて弱いというのは、素晴らしいメリットです。

※4　食事に影響を受ける薬で、食後投与では作用のピーク時間は約1時間延長する。
※5　食事に影響を受ける薬で、食後投与では作用のピーク時間は約2時間延長する。

3大睡眠薬の特徴と違い

	ベンゾジアゼピン系睡眠薬	オレキシン受容体拮抗薬	メラトニン受容体作動薬
主な作用	催眠作用	脳の覚醒を抑える	体内時計を整える
利点	種類が豊富。催眠作用のほかに抗不安作用などがある	生理的な作用に近い。副作用、耐性、依存性が少ない	安全性が高く、最も生理的な作用に近い
欠点	副作用、せん妄の誘発、依存性などが問題	薬物相互作用が多い食事の影響を受けやすい	投与開始時は、効果を実感しにくい。食事の影響を受けやすい
近年の動向（2023年時点）	欠点が多く、以前より処方が減ってきている	処方が増えており、睡眠薬の主役になりつつある	左記2剤に比べて催眠作用が劣るためか、なかなか処方が増えず…

メラトニン受容体作動薬（一般名：ラメルテオン）の適応は「入眠困難の改善」のみ。

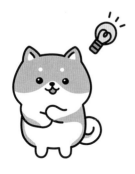

非ベンゾジアゼピン系睡眠薬の特徴

	ゾルピデム （マイスリー）	ゾピクロン （アモバン）	エスゾピクロン （ルネスタ）
作用の特徴	ベンゾジアゼピン系と同じで GABA 受容体に働くが、サブタイプへの作用が異なるため、筋弛緩作用や抗不安作用は弱く、副作用が比較的少ない。		
注意点	前向性健忘に注意 入眠までの、あるいは中途覚醒時の出来事を記憶していないことがある		
その他	肝機能が悪い患者や、高齢者は代謝が遅れる	特有の苦味がある	ゾピクロンの改良版 （苦味は残っている）

非ベンゾジアゼピン系・ベンゾジアゼピン系睡眠薬の代表例

	一般名（主な商品名）	消失半減期
超短時間型	ゾルピデム（マイスリー） ゾピクロン（アモバン） エスゾピクロン（ルネスタ）	約 2 時間 約 4 時間 約 5 時間
短時間型	エチゾラム（デパス） ブロチゾラム（レンドルミン） リルマザホン（リスミー）	約 6 時間 約 7 時間 約 7 時間
中時間型	フルニトラゼパム（サイレース） エスタゾラム（ユーロジン） ニトラゼパム（ベンザリン）	17〜24 時間 18〜30 時間 18〜38 時間
長時間型	クアゼパム（ドラール） フルラゼパム（ダルメート） ハロキサゾラム（ソメリン）	約 36 時間 40〜103 時間 42〜123 時間

・ゾルピデム、ゾピクロン、エスゾピクロン以外は、すべてベンゾジアゼピン系睡眠薬。
・エチゾラムは、抗不安薬としても使われることも多い。

オレキシン受容体拮抗薬

	スボレキサント （ベルソムラ）	レンボレキサント （デエビゴ）
作用の特徴	日中の覚醒モードから、夜間の睡眠モードに切り替える （寝室の照明を OFF にするイメージ）	
用量（1回量）	成人 20mg、高齢者 15mg	成人・高齢者ともに 5mg （1 日の最大投与量は 10mg）
依存性・習慣性	極めて少ない	
一包化	できない （湿度や光に影響を受ける）	できる （湿度や光に影響を受けにくい）
併用禁忌薬	多い （クラリスロマイシンなど）	ない （併用注意薬は多い）
食事の影響	食後の投与では作用のピーク時間 （Tmax）は約 1 時間延長する	食後の投与では作用のピーク時間 （Tmax）は約 2 時間延長する

メラトニン受容体作動薬

	ラメルテオン （ロゼレム）	メラトニン （メラトベル）
作用の特徴	体内リズムを整え、自然な眠気を誘発させる （寝室の照明を徐々に暗くしていくイメージ）	
適応	不眠症における入眠困難の改善 （成人のみ）	小児期の神経発達症に伴う 入眠困難の改善
依存性・習慣性	ほとんどない	
食事の影響	食後に投与すると最高血中濃度（Cmax）が低下する可能性がある また、作用のピーク時間（Tmax）が 1 時間延長する報告もある	

ラメルテオンの長期試験データ

	（投与前）	第1週	第4週	第12週	第24週
入眠潜時	平均 70 分	平均 54 分	平均 43 分	平均 37 分	平均 38 分
特徴	第12週までは投与期間を延ばすほど、入眠潜時が改善される 投与開始時は効果を実感しにくいが、継続投与により徐々に効果が現れてくる				

入眠潜時：布団に入ってから眠りに落ちるまでの時間。

Memo

ワセリン軟膏 と ヘパリン類似物質ローション

～保湿剤の特徴と違い～

	ワセリン	ヘパリン類似物質
主な商品名	ワセリン、プロペト	ヒルドイド
薬の分類	皮膚保護剤	血行促進・皮膚保湿剤
主な使用目的	皮膚の保湿・保護	皮膚の保湿

プロペトは、ワセリンから「不純物」を取り除いたものです。ワセリンよりも皮膚への刺激が少ないため、乳児の肌や顔にも頻用されます。ヒルドイドは、補水作用に優れており、使用頻度が高い保湿剤です。

特徴や注意点

▶油分で皮膚の表面を保護（被膜）する働きがある

▶被膜作用により、水分の蒸発を防ぎ、保湿効果を発揮する

▶主成分が油なので、皮膚に直接水分を与える作用はない

水の入った鍋にフタをするイメージ[※1]

▶角質層に直接水分を与える補水作用と、水分を保持する作用がある

▶血行促進作用があるため、出血性疾患のある患者には禁忌[※2]

▶皮膚を保護する作用は弱い

鍋に水を入れる＋フタをするイメージ[※3]

※1 この作用をエモリエント（emollient）、またはオクルーシブ（occlusive）とよぶ。エモリエントは「皮膚を柔らかくする」の意味、オクルーシブは「密閉する」の意味。
※2 血行促進作用により、出血が助長されるおそれがある。
※3 この作用をモイスチャライザー（moisturizer）とよび、ヒルドイドの保湿効果はワセリンの2.5倍近くといわれている[1]。

基剤[※4]の性質	油脂性基剤	乳剤性基剤
皮膚への刺激	少ない	個人差あり
剤形	軟膏のみ[※5]	豊富にある[※6]

Memo

- ワセリン（特にプロペト）は皮膚への刺激が少ないため、敏感肌の人に使いやすい。
- ワセリンは油脂性基剤なので、油分でベタつく。
- ヘパリン類似物質は剤形が豊富で、皮膚の状態や季節に応じて使い分けることができる。

まとめ

ワセリン	ヘパリン類似物質
▶被膜による保護作用がある	▶補水作用・水分保持作用がある
▶水分の蒸発を防ぐ作用がある	▶ワセリンよりも保湿効果が高い
▶皮膚への刺激が少ない	▶出血性疾患がある患者には禁忌

木元先生の ワンポイント講座

　ワセリンにしても、ヘパリン類似物質にしても、お風呂あがりの塗布でお馴染みですね。じつは近年、これらについて「入浴後1分と1時間の塗布で、保湿効果の差はなかった」とする報告も出てきました。お風呂あがりすぐでなくても就寝までの塗布であれば、睡眠中の肌を乾燥から守れますよ！

　また、これらの保湿剤と「ステロイド薬」を重ねて塗る場合には、①広範囲に保湿剤、②患部にのみステロイド薬の順番で塗るのがよいとされています。もしも先にステロイド薬、後から保湿剤を塗ると、先に塗ったステロイド薬を不要な部位にまで塗り広げてしまうことになるからです。

※4 成分の大部分を構成するもの。
※5 分類は精製度の低い順から、黄色ワセリン→白色ワセリン→プロペト→サンホワイト（医薬部外品）。ワセリンは抗酸化物質が入っているが、プロペトは精製の過程で抗酸化物質が失われ、光に弱いため遮光が必要。
※6 ローションの他に、ソフト軟膏、クリーム、フォームなどあり、剤形によって水分と油分の割合が異なる。このため、皮膚の状態や季節に応じて使い分けることができる。

アズレン軟膏 と ゲンタマイシン軟膏

～処置でよく使う軟膏の違い～

	アズレン	ゲンタマイシン
主な商品名	アズノール	ゲンタシン
薬の分類	抗炎症薬	抗菌薬
主な適応	湿疹、熱傷、びらん、潰瘍	びらん、潰瘍の二次感染

どちらの軟膏も、処置でよく目にすると思います。傷口や炎症部位に対して、どのように使い分ければよいのか迷うことがありますよね。作用も適応も違う薬なので、それぞれの特徴を確認しておきましょう。

特徴や注意点

▶抗炎症作用がある(抗菌作用はない)

▶創傷治癒の促進、抗アレルギー作用などが確認されている

▶抗菌作用がある(抗炎症作用はない)

▶治療に必要な最小限の期間での使用にとどめること※1

皮膚の炎症を抑える

皮膚の感染を抑える

※1 耐性菌の発生などを防ぐため、原則として薬剤の感受性（有効性）を確認する。菌が耐性を持つと、薬の作用が発揮されない。

主な用法用量	1日数回、患部に塗布	1日数回、患部に塗布
基剤の特徴	99％はワセリンなどの基剤※2	99％はワセリンなどの基剤
その他	褥瘡の初期に使うことがある	褥瘡には推奨されていない※3

Memo

- どちらの薬も基剤にワセリンが配合されているため、油分でペタつく。
- アズレンは、褥瘡の stage1（発赤）〜stage2（浅い潰瘍）で使うことがある。

まとめ

アズレン
- ▶抗炎症薬（抗菌作用はない）
- ▶創傷治癒の促進作用がある
- ▶褥瘡の初期に使うことがある

ゲンタマイシン
- ▶抗菌薬（抗炎症作用はない）
- ▶治療に必要な最小限の期間で使う
- ▶褥瘡の治療では推奨されていない

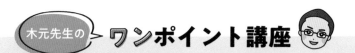

木元先生の **ワンポイント講座**

　アズレンは弱い抗炎症作用、弱い抗アレルギー作用を持っていて、かつ、抗菌作用がないことなどから、穏やかで大変使い勝手のよい薬として重宝されています！ステロイド薬だと易感染などの副作用が、抗菌薬だと耐性菌の発生などが懸念されますよね。アズレンは、そうした心配はありません。喉にはうがい液（商品名：アズノールうがい液）、胃粘膜には錠剤（商品名：マーズレン配合錠）など、使い勝手がよいアズレンは、さまざまな剤形のものが疾患の治療に使用されています。

※2　アズノール軟膏の場合、300g 中にアズレンは 0.1g 配合され、残り 299.9g はワセリンなどの基剤で構成されている。
※3　「褥瘡予防・管理ガイドライン 第5版」では「潰瘍面などに感染症を合併した場合には、非特異的抗菌活性を有するスルファジアジン銀などが有用である。抗生物質含有軟膏は一般に効果に乏しい」と記載されている[1]。

ブロメライン軟膏 と スルファジアジン銀クリーム
～壊死組織を除去する薬～

	ブロメライン	スルファジアジン銀
主な商品名	ブロメライン	ゲーベン
薬の分類	壊死組織除去薬	外用感染治療薬
主な適応	褥瘡、化膿創などの壊死組織	びらん、潰瘍などの二次感染

褥瘡の治療薬は、種類も多くて使い分けが難しいですよね。この2剤は壊死組織や感染創があるときに使う薬です。正常な皮膚や肉芽を形成するためには、壊死組織や感染した皮膚を先に取り除く必要があります。

特徴や注意点

▶ タンパク質を分解し、壊死組織を溶かす作用がある

▶ 正常な皮膚に使うと、炎症が起こるため、壊死した部位にのみ使う

▶ 正常な皮膚との境界部分は、ワセリンなどで保護する

▶ 壊死組織の軟化・融解作用[※1]があり、銀による抗菌作用も発揮する

▶ 緑膿菌[※2]にも抗菌活性がある

※1 軟化・融解作用は、補水性によるもの。水分が増えることで、壊死組織の軟化・融解が促進される。
※2 多くの抗菌薬に耐性を持ち、院内感染の原因となる。

主な用法用量	1日1回、創面に塗布	1日1回、創面に塗布
基剤の性質	水溶性基剤	乳剤性基剤（水中油型）※3
その他	滲出液が多い壊死組織に最適	滲出液が少ない壊死組織に最適

Memo

- 水溶性基剤：皮膚の水分を吸収する（吸水作用）
- 乳剤性基剤：皮膚に水分を与える（補水作用）
- 油脂性基剤：皮膚を保護し、水分の蒸発を防ぐ（被膜作用）

まとめ

ブロメライン

- 壊死組織を溶かすときに使う
- 創面に塗布し、正常な皮膚には塗らない
- 滲出液が多い壊死組織に最適

スルファジアジン銀

- 壊死組織を溶かすときに使う
- 抗菌作用があり、感染徴候がある皮膚にも有効
- 滲出液が少ない壊死組織に最適

木元先生の ワンポイント講座

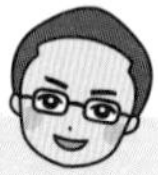

薬のことを専門書などで勉強していると（本書も専門書ですが）、軟膏の説明で「水溶性基剤」「油脂性基剤」といった文言が出てきますよね。基剤というのは簡単にいうと、軟膏成分以外の部分のことをいいます。特に勘違いされやすいのは、「水溶性基剤」。水って言葉が入っているので、乾燥した箇所に塗布すると思いきや…「水を吸い取る」性質があるので、逆にじゅくじゅくした（滲出液の多い）ところに塗ることで威力を発揮します！

※3 乳剤性基剤は、水分の割合が多い「水中油型」と、油分の割合が多い「油中水型」に分かれる（p.74）。

ヨウ素軟膏 と 精製白糖・ポビドンヨード配合軟膏

〜殺菌作用と吸水作用に優れた薬〜

	ヨウ素	精製白糖・ポビドンヨード
主な商品名	**カデックス**	**ユーパスタ**※1
薬の分類	褥瘡・皮膚潰瘍治療薬	褥瘡・皮膚潰瘍治療薬
主な適応	褥瘡、皮膚潰瘍	褥瘡、皮膚潰瘍

この2剤は、いずれも殺菌作用を持つ褥瘡治療薬です。特に精製白糖・ポビドンヨード※2軟膏は使用頻度も高いので、病棟勤務の人は目にする機会が多いと思います。

特徴や注意点

▶ヨウ素による殺菌作用と創傷治癒の促進作用を持つ

▶滲出液を吸水、壊死組織を除去する作用もある

▶甲状腺機能に異常がある患者に使うと、症状が悪化する可能性あり

▶ポビドンヨードによる殺菌作用と創傷治癒の促進作用を持つ

▶甲状腺機能に異常がある患者に使うと、症状が悪化する可能性あり

甲状腺

※1 同効薬でイソジンシュガーパスタ、ネグミンシュガー、メイスパン、ソアナースなど数種類あり、施設によって採用薬が異なる。

※2 ポビドンヨードは、ポリビニルピロリドンとヨウ素から合成される化合物。1/10のヨウ素量に相当する。

主な用法用量-----	1日1〜2回、創面に塗布	1日1〜2回、創面に塗布
基剤の性質-----	水溶性基剤	水溶性基剤
その他--------	高分子ポリマーによる吸水作用	白糖による吸水作用

Memo

- 2剤とも吸水作用に優れているため、滲出液が多い褥瘡に適している。
- 滲出液が少ない場合、皮膚の乾燥が強くなるため注意。
- 吸水作用は精製白糖・ポビドンヨード配合軟膏の方が強い。

まとめ

ヨウ素	精製白糖・ポビドンヨード
▶感染徴候がある褥瘡や滲出液が多い褥瘡に使う	▶感染徴候がある褥瘡や滲出液が多い褥瘡に使う
▶殺菌作用と吸水作用がある	▶殺菌作用と吸水作用がある
▶壊死組織の清浄化作用がある	▶吸水作用はヨウ素軟膏より強い

木元先生の ワンポイント講座

　ヨウ素といえば、殺菌が得意なことで有名ですね！ 消毒液やうがい液にも使用されています。一方、ヨウ素は体内においては甲状腺ホルモンの材料になっています。ヨウ素が存在することで甲状腺ホルモンが合成できます…が、体内に大量に存在すると、逆に甲状腺ホルモンの合成が抑制されてしまいます（日常生活で例えると、食事をしないと動けませんが、食べ過ぎても動けないイメージです）。ヨウ素を含む薬剤の使用は、たとえ外用薬でも皮膚を通して吸収され、体内の甲状腺ホルモンの産生量に影響を及ぼす可能性があるため、甲状腺疾患の方への投与は推奨されていないんですね。

ブクラデシン軟膏 と アルプロスタジル軟膏
～肉芽形成を促進させる薬～

	ブクラデシン	アルプロスタジル
主な商品名	アクトシン	プロスタンディン
薬の分類	褥瘡・皮膚潰瘍治療薬	褥瘡・皮膚潰瘍治療薬
主な適応	褥瘡、皮膚潰瘍	褥瘡、皮膚潰瘍

商品名のアクトシン、プロスタンディンの方が聞き慣れていますね。この2剤は創部の増殖期・成熟期（炎症や感染が落ち着いた後）に使い、肉芽形成を促進させるための薬です。

特徴や注意点

- ▶肉芽形成＋表皮形成＋血流改善作用がある
- ▶10℃以下の冷所で管理する[※1]
- ▶主な副作用として、使用部位の疼痛が報告されている

- ▶肉芽形成＋血管新生＋血流改善作用がある
- ▶循環改善作用が強い[※2]
- ▶抗血小板薬、抗凝固薬は併用注意（出血傾向に注意）

※1　10℃の保存条件で36カ月間保存した結果、規格内の含量の低下（約7%）、水分量の増加（約0.6%）がみられており、使用期限内で安定性を保つには10℃以下の冷所管理が必要となる[2]。
※2　アルプロスタジルの注射薬は、閉塞性動脈硬化症（ASO）や閉塞性血栓性血管炎（TAO）にも使われるほど血管への作用が強い。

主な用法用量 -----	1日1〜2回 潰瘍面に塗布	1日2回 潰瘍面に塗布
基剤の性質 -----	水溶性基剤	油脂性基剤
その他 -------	吸水作用あり	被膜による保湿・保護作用あり

創部の状態は日々変化していくため、漫然と処置を続けるのではなく、常にアセスメントをしながら皮膚の状態に応じた薬を選択する[※3]。

ブクラデシン	アルプロスタジル
▶肉芽形成や血流改善作用がある	▶肉芽形成や血流改善作用がある
▶痛みを感じることがある	▶循環改善作用が強い
▶滲出液が多い褥瘡に使いやすい	▶滲出液が多い褥瘡には使いにくい

木元先生の ワンポイント講座

　アルプロスタジルは「プロスタグランジン製剤」の1つです。プロスタグランジンにはさまざまな種類があり、治療薬として使用されているものは大抵、粘膜の増強、血管拡張、抗血小板などの作用を持っています。アルプロスタジルも例外ではなく、これらの作用を持つため、出血傾向を招くことがあるんですね。この他に使用されるプロスタグランジン製剤には、胃潰瘍などに用いるミソプロストール（商品名：サイトテック）や、閉塞性血管炎に伴う諸症状の改善に用いるリマプロスト（商品名：オパルモン、プロレナール）などがあります。

※3 施設によっては採用薬が限られているので、医師やWOCナース（皮膚・排泄ケア認定看護師）、先輩と相談しながら決める必要がある。

外用薬を構成する「基剤」の性質

- 水溶性基剤：皮膚の水分を吸収する（吸水作用）
- 乳剤性基剤：皮膚に水分を与える（補水作用）
- 油脂性基剤：皮膚を保護し、水分の蒸発を防ぐ（被膜作用）

乳剤性基剤は2種類に分かれる

水中油型

油
　　油
油　水

「水の中」に油

油中水型

水　　　水

　水　油

「油の中」に水

【水中油型の特徴】
・サラッとして伸ばしやすい。
・洗い流しやすいが、保湿効果はやや劣る。

【油中水型の特徴】
・保湿効果は高いが、伸ばしにくい。
・人によってはベタつきを感じる可能性あり。

保湿剤の主な種類

ワセリン：油脂性基剤

①黄色ワセリン
②白色ワセリン
③プロペト
④サンホワイト

ヒルドイド：乳剤性基剤

①ソフト軟膏：油中水型
②クリーム　：水中油型
③ローション：水中油型

尿素：乳剤性基剤

①ウレパール
②ケラチナミン
③パスタロン

- ワセリンは①→②→③→④の順番に不純物が減り、皮膚への刺激が少なくなる。③は乳児の顔などにも頻用される。④は医薬部外品。
- ヒルドイドは①→②→③の順に油分が減っていく。上記の他に、油分を含まない「フォーム製剤」もある。乾燥する季節は油分が多い剤形、発汗しやすい夏は洗い流しやすい剤形を選ぶなど、使い分けが可能。
- 尿素は皮膚の角質を軟らかくする効果がある。いずれも傷にしみる可能性があるため、傷口には使用しない。油分の割合はそれぞれの剤形により異なり、ソフト軟膏は油水中型、クリームとローションは水中油型。

代表的な褥瘡治療薬まとめ

	使用する薬剤 （主な商品名）	基剤の性質	主な特徴
壊死組織の除去 （炎症期に使用）	ブロメライン （一般名と同じ）	水溶性基剤	タンパク質を分解することで、壊死組織の分解・除去を行う
	スルファジアジン銀 （ゲーベン）	乳剤性基剤 （水中油型）	銀による抗菌作用がある。補水性による壊死組織の融解作用がある
滲出液の吸収 （炎症期に使用）	精製白糖・ ポビドンヨード （ユーパスタ）	水溶性基剤	精製白糖による創傷治癒の促進作用とポビドンヨードによる殺菌作用を持つ
	ヨウ素 （カデックス）	水溶性基剤	ヨウ素による殺菌作用がある
肉芽形成の促進 （増殖期・成熟期に使用）	ブクラデシン （アクトシン）	水溶性基剤	肉芽形成、表皮形成、血流改善作用がある。創部に疼痛を生じる可能性あり
	アルプロスタジル （プロスタンディン）	油脂性基剤	肉芽形成、表皮形成、血流改善作用がある。ブクラデシンよりも循環改善作用が強い
	トラフェルミン （フィブラスト）	スプレー剤	血管新生、肉芽形成を促進させる。欠点は薬価が高いこと（執筆時点）

[医療情報科学研究所編. 薬がみえる vol. 2 第 1 版. メディックメディア，2015，p 425，426 を参考に作成]

軽度の皮膚剥離や発赤では、抗炎症作用のあるアズレン（商品名：アズノール軟膏）を使うことがある。

プレドニゾロン錠 と デキサメタゾン錠

～代表的なステロイド薬を比較～

	プレドニゾロン	デキサメタゾン
主な商品名	プレドニン	デカドロン
薬の分類	ステロイド薬：中時間型	ステロイド薬：長時間型
主な目的	抗炎症作用、免疫抑制作用 抗アレルギー作用[※1]	抗炎症作用、免疫抑制作用 抗アレルギー作用、制吐作用

● ステロイド とは
- ・「ステロイド骨格」を持つものの総称
- ・ステロイド薬は、副腎皮質ホルモンであるコルチゾール の化学構造を基に合成されている（p.80）

● ステロイド薬 共通の副作用

易感染、骨粗鬆症、高血糖、食欲亢進、体重増加、ムーンフェイス（満月様顔貌）、緑内障、白内障など[※2]

特徴や注意点

▶最も使用頻度が高い	▶強力な抗炎症作用を持つ
▶作用時間のバランスが良く、調整しやすい	▶作用時間が長い。共通の副作用に注意
▶鉱質コルチコイド作用[※3]があるため、循環器系の副作用にも注意	▶抗がん薬の副作用である嘔気に有効

※1　3つの作用は、糖質コルチコイド（コルチゾール）によるもので、ステロイド薬を投与する主な目的となる。
※2　添付文書には「消化性潰瘍」も記載されている。ただし、「消化性潰瘍診療ガイドライン2020」では、NSAIDsとの併用で潰瘍発症リスクは上昇するが、ステロイド単剤では潰瘍発症リスクは低いとされている[1]。
※3　主にアルドステロンによる作用で、血中Na濃度上昇およびK低下作用を示す。過剰になると高血圧、浮腫、電解質異常などの原因になる。以下、本書では鉱質作用と記載する。

主な用法用量	1 日 5〜60mg を 1〜4 回に分割投与	1 日 4〜20mg を 1〜2 回に分割投与
作用の持続時間	12〜36 時間	36〜72 時間
鉱質作用	あり	ほとんどない

Memo

- ステロイドには覚醒作用がある。疾患や病態にもよるが、午前中の投与量が多く、昼・夕にかけて徐々に減量する処方が多い（体内におけるコルチゾールの生理的な分泌に合わせている）。
- 継続投与していたステロイド薬を急に中断すると「離脱症状」が起こるため、段階的に少しずつ減量していく[4]。

 まとめ

プレドニゾロン	デキサメタゾン
▶中時間型のステロイド薬	▶長時間型のステロイド薬
▶作用時間のバランスが良い	▶強力な抗炎症作用を持つ
▶循環器系の副作用にも注意	▶抗がん薬の副作用の嘔気に有効

木元先生の ワンポイント講座

　ステロイド薬は、基本的に体内の副腎皮質ホルモンである「コルチゾール」を、治療に使いやすいように改良したものです。私たちの体内では、朝に多くのコルチゾールが分泌され、脳や身体が働きやすいコンディションを作ってくれます。この体内の分泌リズムに合わせて、ステロイド薬は通常、朝の用量が多めに設定されます。

　また、ステロイド薬を中止する際は、徐々に減薬することが大切です。ステロイド薬の投与中は、脳が「血中に十分コルチゾールがあるぞ」と認識し、体内のコルチゾール分泌にブレーキをかけています。ステロイド薬を急にやめると、体内のコルチゾールの分泌能はすぐには回復しないので、コルチゾール不足による、さまざまな症状（ショックなど）が起こることがあります。

※4 ステロイド薬を長期的に内服した場合、体内でステロイドホルモンが分泌されなくなることがある。急に内服を中断すると、体内のステロイドホルモンが不足し、倦怠感、血圧低下、嘔気、低血糖などの症状が起こる。この状態をステロイド離脱症候群（相対的副腎不全）とよぶ。

ヒドロコルチゾン注射薬 と メチルプレドニゾロン注射薬

～ステロイドカバーとパルス療法～

	ヒドロコルチゾン	メチルプレドニゾロン
主な商品名	ソル・コーテフ	ソル・メドロール
薬の分類	ステロイド薬：短時間型	ステロイド薬：中時間型
主な目的	内因性ステロイドの補充	パルス療法

本項では「ヒドロコルチゾンコハク酸エステル」を扱います。

ヒドロコルチゾンはステロイドカバー[1]に使い、メチルプレドニゾロンはステロイドパルス療法[2]に使うことがあります。

特徴や注意点

▶鉱質作用があるので、大量投与には向いていない

▶周術期、ステロイド離脱症候群、ショック時の治療などで使う

▶共通の副作用（p.76）に加えて、高血圧や浮腫などにも注意

▶鉱質作用がほぼないので、パルス療法などの集中投与に適している

▶パルス療法は、間質性肺炎、膠原病、ネフローゼ症候群などに用いる

▶共通の副作用に注意

---

[1] 周術期では侵襲によるストレスで、コルチゾールの分泌量が増加する。しかし、ステロイド薬を長期投与中の患者は分泌抑制が起こり、コルチゾールが不足する。不足分のステロイドを補うのがステロイドカバー。

[2] パルス療法は、薬を服用する期間と服用しない期間を周期的に繰り返す治療。ステロイドパルス療法は、メチルプレドニゾロン500～1,000mg／日の静注を1クール3日続けて投与し、疾患に応じて数回行う。点滴の後はプレドニゾロン30～60mg／日を経口投与する（投与量や投与日数は疾患・病態により異なる可能性あり）。

主な用法用量	目的、疾患により異なる	目的、疾患により異なる
作用の持続時間	8〜12 時間	12〜36 時間
鉱質作用	あり	ほとんどない

Memo

ステロイド薬は、抗炎症などの糖質コルチコイド作用だけでなく、電解質にかかわる鉱質作用（p.76）も考慮して選択されている。

まとめ

ヒドロコルチゾン	メチルプレドニゾロン
▶ステロイドカバーなどに使う	▶パルス療法などに使う
▶大量投与には適していない	▶大量投与に適している
▶循環器系の副作用にも注意	▶共通の副作用に注意

木元先生の ワンポイント講座

　ステロイド薬の適応症は、アレルギー性の疾患（アトピー性皮膚炎、気管支喘息など）、炎症、ネフローゼ症候群、突発性難聴…と、本当に多岐にわたります！ なかには「どうして効果を示しているのか？」わからないような疾患もございますが…。

　そんなステロイド薬の主作用は、抗炎症と免疫抑制の2つによって支えられています。ただし、免疫抑制はアレルギーを抑えられる一方で、感染しやすくなってしまうため注意が必要です。また、副腎皮質ステロイド薬の副作用は高血糖、高血圧症、骨粗鬆症、満月様顔貌と幅広く、患者さんも「ステロイド薬」そのものに心理的な抵抗を持っている場合もあるため、精神面のケアも重要になります。

ステロイドとカテコラミン（カテコールアミン）

ステロイドとは「ステロイド骨格」を有するものの総称。
体内では副腎皮質ホルモンや性ホルモンがある。

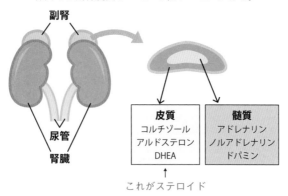

皮質	髄質
コルチゾール アルドステロン DHEA	アドレナリン ノルアドレナリン ドパミン

↑
これがステロイド

「副腎髄質」からはカテコラミンが分泌される（第7章参照）
DHEA：デヒドロエピアンドロステロン（dehydroepiandrosterone）。性ホルモンのこと。

コルチコイドの種類とその作用

	糖質コルチコイド （グルココルチコイド）	鉱質コルチコイド （ミネラルコルチコイド）
主なホルモン	コルチゾール	アルドステロン
主な作用	抗炎症作用、免疫抑制作用 抗アレルギー作用	血圧・電解質の調整作用
主な副作用	高血糖、骨粗鬆症、易感染、 脂質異常症、ムーンフェイス	高血圧、浮腫、 高 Na 血症、低 K 血症

ステロイド薬の分類

	一般名 (主な商品名)	主な特徴
短時間型	ヒドロコルチゾン (コートリル、ソル・コーテフ)	・鉱質作用が強い特徴がある ・体内のステロイドを消費する手術時の補充などに使われる(ステロイドカバー) ・鉱質作用による副作用が起こる可能性があるため、長期間の投与には向いていない
中時間型	・プレドニゾロン (プレドニン) ・メチルプレドニゾロン (メドロール、ソル・メドロール)	・最も使用頻度が高いステロイド薬 ・作用時間が長すぎることなく、短すぎないため調整しやすい ・メチルプレドニゾロンは、ステロイドパルス療法に使われる
長時間型	・デキサメタゾン (デカドロン) ・ベタメタゾン (リンデロン)	・強力な抗炎症作用を持つ ・デキサメタゾンは、抗がん薬投与による副作用の嘔気を抑制する作用もある ・作用時間が長いため、副作用の出現に特に注意

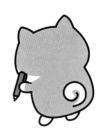

ステロイド換算

　ステロイド薬を切り替えるときに、おおよそ同等の糖質コルチコイド作用を持つ量を換算すること。
例1）プレドニゾロンからデキサメタゾンに変更したいときは、おおよその換算値でプレドニゾロン 5mg ＝ デキサメタゾン 0.75mg となる
例2）プレドニゾロンからヒドロコルチゾンに変更したいときは、おおよその換算値でプレドニゾロン 5mg ＝ヒドロコルチゾン 20mg となる

ステロイド換算表

	換算量	抗炎症作用 （糖質コルチコイド）	電解質の調整作用 （鉱質コルチコイド）	作用時間
ヒドロコルチゾン （コートリル）	20mg	1	1	8〜12 時間
プレドニゾロン （プレドニン）	5mg	4	0.8	12〜36 時間
メチルプレドニゾロン （メドロール）	4mg	5	非常に弱い	12〜36 時間
デキサメタゾン （デカドロン）	0.75mg	30	非常に弱い	36〜72 時間
ベタメタゾン （リンデロン）	0.6mg	30	0	36〜72 時間

［村阪敏規. 医薬品情報のひきだし. 医学書院, 2020, p.72 より改変］

ステロイド離脱症候群（相対的副腎不全）

　長期的にステロイド薬を使用すると、副腎におけるコルチゾールなどのステロイドホルモンの分泌が低下する。コルチゾールには免疫系、代謝系、消化器系などを正常に整える働きがあるため、急にステロイド薬を休薬すると体内のコルチゾールが欠乏し、悪心嘔吐、倦怠感、血圧低下などの異常が起こる。特に感染症合併時は重症化したり、致死的な状態に陥る危険がある。

副腎から分泌されるコルチゾールは、プレドニゾロン換算で 1 日約 5mg である。

ステロイド軟膏の強度と種類

	一般名（主な商品名）
最も強い **ストロンゲスト** （strongest）	・クロベタゾールプロピオン酸エステル（デルモベート） ・ジフロラゾン酢酸エステル（ダイアコート）
とても強い **ベリーストロング** （very strong）	・モメタゾンフランカルボン酸エステル（フルメタ） ・ベタメタゾンジプロピオン酸エステル（リンデロンDP） ・ジフルプレドナート（マイザー） ・フルオシノニド（トプシム） ・酪酸プロピオン酸ヒドロコルチゾン（パンデル） ・ジフルコルトロン吉草酸エステル（ネリゾナ） 他、数種類あり
強い **ストロング**（strong）	・フルオシノロンアセトニド（フルコート） ・デプロドンプロピオン酸エステル（エクラー） ・デキサメタゾン吉草酸エステル（ボアラ） ・デキサメタゾンプロピオン酸エステル（メサデルム） ・ベタメタゾン吉草酸エステル（リンデロンV）
マイルド **ミディアム**（medium）	・デキサメタゾン（オイラゾン） ・トリアムシノロンアセトニド（レダコート） ・クロベタゾン酪酸エステル（キンダベート） ・ヒドロコルチゾン酪酸エステル（ロコイド） ・アルクロメタゾンプロピオン酸エステル（アルメタ） ・プレドニゾロン吉草酸エステル酢酸エステル（リドメックス）
最も弱い **ウィーク** （weak）	・プレドニゾロン（プレドニゾロン）

［日本アレルギー学会ほか．アトピー性皮膚炎診療ガイドライン2021．アレルギー．70（10），2021，p.1281 より改変］

商品名：リンデロンは4種類ある

リンデロン-DP	（ベリーストロング）	：DPは2つのプロピオン酸を示す
リンデロン-V	（ストロング）	：Vは吉草酸を示す
リンデロン-VG	（ストロングに相当）	：VGはVに抗菌薬のゲンタマイシンが追加された軟膏
リンデロン-A	（ウィークに相当）	：Aは抗菌薬のフラジオマイシンが配合された眼科用の軟膏

VGとAは強度分類に入っていない。

アドレナリン注射薬 と ノルアドレナリン注射薬

～取り違えに注意！急変時に使う薬～

	アドレナリン	ノルアドレナリン
主な商品名	ボスミン	ノルアドリナリン
薬の分類	循環作動薬	血管収縮薬
主な適応	心停止、アナフィラキシー	敗血症性ショック

名前がそっくりで間違いやすいですが、別の作用を発揮する薬です。取り違えに注意しましょう。「カテコラミン」は、前章のまとめページ（p.80）で登場したカテコールアミンのことです。

特徴や注意点

▶血管収縮、心拍数増加、心収縮力増強、気管支拡張作用がある

▶心停止の第一選択薬[※1]

▶アナフィラキシーの第一選択薬

▶血管収縮（末梢血管抵抗増強）作用が特に強い

▶敗血症性ショックの第一選択薬[※2]

▶原因にもよるが、血圧低下の第一選択薬になることが多い

  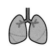

血管・心臓・気管支に強く作用する

血管に強く作用する

※1 心停止の分類には、VF（心室細動）、pVT（無脈性心室頻拍）、PEA（無脈性電気活動）、Asystole（心静止）があり、アドレナリンは4種類すべてに有効。ただし、VF・pVTの最優先処置は除細動であり、除細動で効果が見られない場合に使用する。

※2 敗血症では、血管拡張や血管透過性の亢進が起こるため、末梢血管への作用が強いノルアドレナリンが有効。アドレナリンとは異なり、心臓への作用は少ない。

病態別の用法用量

心停止	1mgを静注	適応なし
アナフィラキシー	0.3〜0.5mgを大腿外側に筋注	ほとんど使われないため省略

Memo

- アドレナリンは、心停止とアナフィラキシーで用法用量が異なるため注意[3]。
- ノルアドレナリンは、心停止やアナフィラキシーではほとんど使わない。

まとめ

アドレナリン

- ▶血管収縮、心拍数増加、心収縮力増強、気管支拡張作用がある
- ▶病態によって用法と用量が異なる
- ▶心停止、アナフィラキシーの第一選択薬

ノルアドレナリン

- ▶血管収縮（末梢血管抵抗増強）作用が特に強い
- ▶敗血症性ショックの第一選択薬
- ▶血圧低下の第一選択薬になる

木元先生の **ワンポイント講座**

　アナフィラキシーショックに陥ったとき、使用するのはノルアドレナリンではなく、アドレナリンですね！これは、それぞれの受容体への選択性（p.90）が大きく関わっています。

　アナフィラキシーショックでは、血圧の低下も問題となりますが、咽頭浮腫による呼吸困難も深刻な症状です。アドレナリンは、α_1刺激（血管収縮）とβ_1刺激（心機能促進）による「血圧の回復」、β_2刺激（気管支拡張）による「呼吸の回復」と、2つの症状を回復させます。一方、ノルアドレナリンはα_1刺激作用は強く現れるものの、β_2刺激による気管支拡張作用は非常に弱いため、アナフィラキシーショックの治療には（効かない訳ではないですが）不向きです。また、β遮断薬投与中の患者にアナフィラキシーショックが現れ、アドレナリンを使っても回復しない場合には、αやβ受容体に関係なく作用できるグルカゴンの投与が推奨されています。

---

[3] アナフィラキシー時にアドレナリンを静注すると、不整脈などの有害事象を起こす可能性があるため注意。アナフィラキシー専用に、自宅や外出先でも利用できるペン型アドレナリン製剤のエピペン注射薬がある。

ドパミン静注液 と ドブタミン静注液
～強心薬の特徴と違い～

	ドパミン	ドブタミン
主な商品名	**イノバン**	**ドブトレックス**
薬の分類	急性循環不全改善薬	急性循環不全改善薬
主な適応	急性循環不全	急性循環不全の心収縮力増強

ともに心臓への作用が強いため「強心薬」とよばれます。ドパミンは、高用量で血管への作用が強くなるため「用量依存性のカテコラミン」とよばれています。

特徴や注意点

▶心収縮力の増強、心拍数の増加、血管収縮作用がある[1]

▶ノルアドレナリン（p.84）に比べ、不整脈を誘発しやすい

▶褐色細胞腫の患者には禁忌

▶心収縮力の増強作用が強く、心拍数の変動作用は弱い

▶低用量では血管拡張作用が確認されている[2]

▶褐色細胞腫、肥大型閉塞性心筋症の患者には禁忌

褐色細胞腫はカテコラミンを過剰に産生する腫瘍であるため、症状が悪化する可能性あり

---

[1] 低用量では「利尿作用がある」といわれているが、複数のランダム化比較試験（RCT）では有用性は示されていない。血管収縮作用は高用量で強くなる。

[2] 5γ以下の用量では、軽度の血管拡張作用による末梢血管抵抗低下および肺毛細血管圧低下をもたらす。心拍数をあまり増加させないため、低用量では左室の収縮力を高めながら後負荷を軽減し、心筋酸素需要を増加させない。10γを超える高用量では、心拍数を増加させる可能性がある。

主な用法用量	1分間当たり 1〜5μg/kgを点滴静注	1分間当たり 1〜5μg/kgを点滴静注
最大用量	病態に応じ、1分間当たり 20μg/kgまで増量可	病態に応じ、1分間当たり 20μg/kgまで増量可

- 投与量はγ（ガンマ）計算により決まるので注意。
- 心収縮力だけを高めたい場合は、他の作用が少ないドブタミンが使いやすい。

ドパミン
- ▶心収縮力の増強、心拍数の増加作用がある
- ▶高用量で血管収縮作用が加わる
- ▶褐色細胞腫の患者には禁忌

ドブタミン
- ▶心収縮力の増強作用が強く、心拍数の変動作用は弱い
- ▶低用量では血管拡張作用がある
- ▶褐色細胞腫、肥大型閉塞性心筋症の患者には禁忌

木元先生の ワンポイント講座

　ドパミンは心臓では心機能に、消化管では蠕動運動に、延髄では嘔吐に、脳内ではパーキンソン病や統合失調症に関与します。パーキンソン病はドパミン産生不足が、統合失調症ではドパミンの過剰が、それぞれ症状の原因となりますね。

　…であれば、「ドパミン静注液をパーキンソン病にも使えばいいんじゃない？」と考えてしまうのですが、それはできません。脳には血液脳関門というバリアーが存在し、注射したドパミンは、このバリアーを突破できないのです。ドパミンは脳内で作ることはできますが、外から脳に入ることはできません。

　パーキンソン病の治療には、ドパミンの材料となるレボドパ（商品名：ドパストン）を使いますよね。レボドパはアミノ酸と同様の化学構造を持っており、血液脳関門が「栄養素」と認識脳に取り込むため、このバリアーを通過できるのです。

アミオダロン注射薬 と リドカイン静注液
～心停止時にも使う抗不整脈薬～

	アミオダロン	リドカイン
主な商品名	アンカロン	キシロカイン
薬の分類	不整脈治療薬	不整脈治療薬
主な適応	（難治性かつ緊急を要する）心室細動、心室頻拍など	急性心筋梗塞時および手術に伴う心室性不整脈の予防など

リドカインは、局所麻酔薬として有名ですが「静注液」は不整脈の治療薬です。使用時は、製剤の取り違えに注意しましょう。アミオダロンもリドカインも心停止時に使うことがある重要な薬です。

特徴や注意点

▶除細動やアドレナリン（p.84）が効かない心室細動、心室頻拍で推奨[※1]

▶重篤な副作用として間質性肺炎がある[※2]

▶消失半減期が長いため、投与終了後も副作用に注意

▶除細動やアドレナリンが効かない心室細動、心室頻拍で推奨[※1]

▶徐脈や血圧低下などの副作用に注意[※3]

▶急性心筋梗塞における不整脈への予防的投与は推奨されていない[1)]

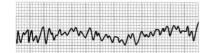

心室細動の波形例

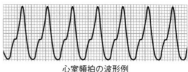

心室頻拍の波形例

※1 アメリカ心臓協会の「CPR および ECC のガイドライン 2020」では、難治性の心室細動・心室頻拍における推奨薬剤となっている（p.93）。
※2 間質性肺炎：肺胞壁に炎症や損傷が起こり、線維化する病態。肺胞が硬くなり、酸素を取り込みにくくなる。
※3 神経伝達物質を遮断することで心臓の過剰な興奮を抑えるが、この作用により徐脈や心拍出量低下に伴う血圧低下を起こすことがある。

消失半減期	単回投与で約 14 日間	単回投与で約 2 時間
その他	他剤との混注を避け、溶解時は 5% ブドウ糖液を使う[4]	局所麻酔薬との混同に注意

Memo

アミオダロンを継続投与する場合、段階的に投与方法が変わるため、添付文書と医師の指示を確認すること。

まとめ

アミオダロン

- ▶ 難治性の心室細動・心室頻拍での推奨薬剤
- ▶ 重篤な副作用として間質性肺炎がある
- ▶ 消失半減期が長い。副作用に注意

リドカイン

- ▶ 難治性の心室細動・心室頻拍での推奨薬剤
- ▶ 徐脈や血圧低下などの副作用に注意
- ▶ 局所麻酔薬と静注液の混同に注意

木元先生の ワンポイント講座

　アミオダロンは、催不整脈のリスクが高く、また、間質性肺炎の副作用を起こすこともあるため、規制区分が「毒薬」の不整脈治療薬として発売されました！

　しかし、後になって、注射薬に「電気的除細動抵抗性の心室細動あるいは無脈性心室頻拍による心停止」への適応が追加された際、一刻を争う心肺蘇生の妨げになる可能性があることから、注射薬に限り規制区分が「劇薬」へと緩和されました（錠剤は毒薬のまま）！　毒薬は、鍵のかかる保管庫に保管するよう定められており、発売時のままの規制区分だと扱いづらかったのです！

　注射薬でも、アミオダロンそのもののリスクは「毒薬レベル」と考えておいた方が良さそうですね。投与時は血圧の変動や、不整脈の出現がないか？　と注意して観察しましょう！

※4 沈殿を生じるため、生理食塩水と混合しないこと。同一ルートに他剤を注入しない。

アドレナリン受容体の特徴

前提：カテコラミンはアドレナリン受容体を刺激する薬

	α_1 受容体	β_1 受容体	β_2 受容体
刺激時	血管収縮 （昇圧作用）	心拍数上昇、心収縮力増強 （強心作用）	気管支拡張 血管拡張
遮断時	血管拡張 （降圧作用）	心拍数低下、心収縮力低下	気管支収縮 血管収縮
簡単な覚え方	α_1 血管 ↓ α	β_1 心臓 ↓ 1つ β	β_2 気管支 ↓ 2つ
解説	α の形は血管が収縮する時の形に似ている	β の形は心房と心室を分けているイメージ 心臓は1つだけ	気管支は左右（2つ）に分岐する
結論	α_1 は血管に作用する	β_1 は心臓に作用する	β_2 は気管支に作用する

この他に、ノルアドレナリンの分泌抑制に関わる α_2 受容体、排尿筋や脂肪細胞に関わる β_3 受容体がある。

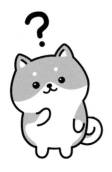

使用頻度が高いカテコラミン製剤

	アドレナリン （ボスミン）	ノルアドレナリン （ノルアドリナリン）	ドパミン （イノバンなど）	ドブタミン （ドブトレックスなど）
各受容体へ の作用	$\alpha_1 \fallingdotseq \beta_1 \fallingdotseq \beta_2$	$\alpha_1 > \beta_1 > \beta_2$	用量依存的 中等量でβ_1 高用量でα_1	$\alpha_1 < \beta_1 > \beta_2$
主な作用	血管収縮、強心 気管支拡張	血管収縮	強心、血管収縮	心収縮力増強
主な 使用目的	心停止時 アナフィラキシー 気管支痙攣	血圧低下時 敗血症性ショック など	血圧低下時 各ショックなど	心拍出量低下時 各ショック 心不全など
備考	他の薬剤で 代替不能	血管収縮に特化 血圧低下の 第一選択薬	催不整脈 リスクが高い	心臓や血管への 負担が少ない

・アドレナリンは「エピネフリン（エピ）」とよばれることもある。アドレナリンにはアナフィラキシー専用製剤の「エピペン」がある。
・ドパミンは「低用量で利尿作用を発揮する」といわれていたが、明確なエビデンスはない……「急性・慢性心不全診療ガイドライン（2017年改訂版）」でも「有用性は示されていない」と記載あり。

各薬剤の立ち位置①

ノルアドレナリン
アドレナリン
ドパミン
ドブタミン

赤：α作用
血管収縮
青：β作用
強心作用

α作用が強いのはノルアドレナリン、β作用が強いのはドブタミン。
アドレナリンはα・β作用ともに強く、ドパミンは用量依存的に作用する。

91

カテコラミン+αで使う可能性がある薬

	フェニレフリン （ネオシネジン）	イソプレナリン （プロタノール）	バソプレシン （ピトレシン）	ミルリノン （ミルリーラ）
主な特徴	α_1 受容体刺激のみ	β 受容体刺激のみ	バソプレシン 受容体刺激 （血管平滑筋に作用）	PDE 阻害 （cAMP を増加）
主な作用	血管収縮	心収縮力増強 心拍数増加	血管収縮	心収縮力増強 血管拡張作用
主な使用目的	急性低血圧 ショック時の 補助治療	アダムス・ストークス症候群（徐脈型）の発作時	敗血症性ショックの 第二選択薬 ノルアドレナリンで 効果が得られない ときに代用・併用する	他剤で効果不十分 な急性心不全
備考 注意点	反射性徐脈に注意 後負荷が高くなる	催不整脈に注意 血圧低下に注意	末梢の壊死や 腸管虚血に注意	腎機能が悪い患者 は作用が増強・遅 延する可能性あり

各薬剤の立ち位置②

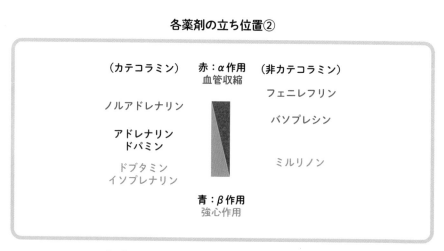

- フェニレフリンは「α作用のみ」でβ作用はない。イソプレナリンは「β作用のみ」でα作用はない。
- イソプレナリンは「イソプロテレノール」ともよばれる。他剤に比べて使用頻度は低い。
- バソプレシンとミルリノンは、カテコラミンと併用・代替されることが多い。

心停止時に使う可能性がある「抗不整脈薬」

	アミオダロン （アンカロン）	リドカイン （キシロカイン）	ニフェカラント （シンビット）	硫酸マグネシウム （マグネゾール）
作用機序	K、Na、Ca チャネル β受容体遮断	Na チャネル遮断	K チャネル遮断	Ca チャネル遮断
主な適応	難治性の 心室細動や心室頻拍	急性心筋梗塞時や 手術に伴う心室性 不整脈の予防	心室細動、心室頻拍において、他の抗不整脈薬が無効か、使用できない場合	切迫早産、子癇 （本来は子宮収縮抑制薬）
補足	アメリカ心臓協会の【CPR および ECC ガイドライン 2020】では、電気的除細動およびアドレナリンに効果を示さない心室細動や心室頻拍での推奨薬剤となっている	VF に対する除細動閾値の低下作用が報告されている		適応外だが、QT 延長に伴うトルサード・ド・ポアンツ（心室頻拍）に使用することがある
主な副作用	催不整脈 肺線維症、間質性肺炎	催不整脈、意識障害、痙攣、悪性高熱	QT 延長に伴うトルサード・ド・ポアンツなどの不整脈を誘発	高 Mg 血症 （Mg 中毒）
主な禁忌	重篤な刺激伝導障害、循環虚脱または重篤な低血圧のある患者	重篤な刺激伝導障害のある患者 （心停止のおそれ）	QT 延長症候群 アミオダロン投与中の患者	重症筋無力症の患者 心ブロックの既往歴のある患者
注意点	段階的に投与方法が変わるため、投与時は添付文書を確認する	局所麻酔薬との 混同に注意	国内のみの販売であるため国際的なエビデンスに欠ける	低張性脱水の患者は脱水症状が悪化するため禁忌

上記 4 つの中では、アミオダロンの使用頻度が最も高い。

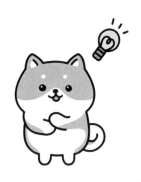

アムロジピン錠 と ニフェジピン CR 錠

～代表的な Ca 拮抗薬を比較～

	アムロジピン	ニフェジピン CR
主な商品名	アムロジン、ノルバスク	アダラート CR[※1]
薬の分類	Ca 拮抗薬：ジヒドロピリジン系	Ca 拮抗薬：ジヒドロピリジン系
主な適応	高血圧症、狭心症	高血圧症、狭心症 腎血管性高血圧症など

以前は、2剤とも「妊婦への投与は禁忌」となっていましたが、2022 年 12 月に添付文書が改訂され、ともに禁忌の記載が削除となりました。一部の薬を除き、Ca 拮抗薬は動脈を拡張することで、血圧を下げる作用があります。

特徴や注意点

▶作用持続時間が長く、穏やかに降圧作用を発揮する

▶過度な血圧低下や、反射性頻脈は起こりにくい[※2]

▶浮腫や歯肉肥厚などの副作用に注意

▶Ca 拮抗薬の中でも、特に降圧作用が強い

▶徐放錠のため粉砕禁忌。粉砕すると血中濃度が急上昇するおそれあり

▶浮腫や歯肉肥厚などの副作用に注意

※1 CR：放出制御（controlled release）。徐々に成分が溶ける徐放性製剤のこと。
※2 反射性頻脈：血管拡張薬によって急激な血圧低下が起きた際に、心拍数を増加させて血圧を維持しようとする働き。

主な用法用量	2.5〜5mg を1日1回投与	20〜40mg を1日1回投与
作用のピーク時間	約6〜7時間	約2〜5時間[※3]
作用の持続時間	24時間以上	約24時間

Memo

- アムロジピンは、日本で最も処方量が多い降圧薬（執筆時点）。
- ニフェジピン CR は、モーニングサージ型高血圧症[※4] にも使う。

まとめ

アムロジピン

▶穏やかに作用し、作用持続時間が長い

▶同効薬に比べて副作用が少ない

▶浮腫などの副作用に注意

ニフェジピン CR

▶降圧作用が強く、作用持続時間も長い

▶徐放錠のため粉砕禁忌

▶浮腫などの副作用に注意

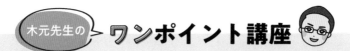

木元先生の **ワンポイント講座**

　「Ca 拮抗薬はグレープフルーツジュースで服用してはいけない！」…という話は有名ですよね。ダメとはいうものの、なぜかと聞かれると、答えに詰まってしまうのではないでしょうか？ これは、グレープフルーツに含まれるフラノクマリンが、CYP3A という薬物代謝酵素を阻害し、Ca 拮抗薬の分解が抑制され、薬効が強くなりすぎるから…というのが理由です。

　ただ、なかには CYP3A などによる代謝を受けてから薬効が現れる薬（プロドラッグ）もあるため、「グレープフルーツで、薬効は必ず強くなる」とも限りません。ご不明な点は、ぜひ、勤務先の薬剤師にお尋ねください♫

※3 食後に投与すると、作用のピーク時間が延長する可能性あり。
※4 モーニングサージ：早朝起床時に血圧が急激に高くなる病態のこと。ニフェジピン CR 錠は二層構造になっており、作用の初回ピーク（内服後2〜5時間）の後、もう一度作用のピークが来る（内服後約12時間後）。この特徴から、夕食時に内服することで、起床時の血圧変動に対応しやすいといわれている。

アジルサルタン錠 と エナラプリル錠

～ARBとACE阻害薬の違い～

	アジルサルタン	エナラプリル
主な商品名	アジルバ	レニベース
薬の分類	ARB[※1]	ACE阻害薬[※2]
主な適応	高血圧症	高血圧症、慢性心不全

ARB、ACE阻害薬は降圧作用の他に、心保護、腎保護作用などが報告されています。いずれも妊婦や妊娠の可能性がある女性には禁忌です。投与中に妊娠が判明した場合は、速やかに他の薬に変更となります。

特徴や注意点

▶血管の拡張、循環血液量の減少により血圧を下げる

▶副作用にめまい、ふらつき、頭痛、浮腫、高K血症などがある

▶K製剤やMRA（p.114）との併用注意

▶ARBが持つ降圧作用に加えて、別の機序での降圧作用を持つ[※3]

▶特徴的な副作用として、浮腫や高K血症などの他に、空咳がある[※4]

▶K製剤やMRAとの併用注意

※1 ARB：アンジオテンシンⅡ受容体拮抗薬（angiotensin Ⅱ receptor blocker）。
※2 ACE阻害薬：アンジオテンシン変換酵素阻害薬（angiotensin converting enzyme inhibitor）。
※3 ARBは昇圧にかかわるRAA（レニン・アンジオテンシン・アルドステロン）系を抑制する作用を持ち、ACE阻害薬はRAA系抑制に加え、降圧にかかわるカリクレイン・キニン系を促進させる作用がある。
※4 作用過程で増加するブラジキニンが気道を刺激し、咳嗽反射に関わる物質の遊離を促進するため。

主な用法用量	20mg を 1 日 1 回投与	5〜10mg を 1 日 1 回投与
作用のピーク時間	約 2 時間	約 4 時間
作用の持続時間	約 24 時間	約 24 時間

Memo

- ACE 阻害薬は、誤嚥性肺炎の予防としても使われることがある（適応外の処方）。これは副作用の空咳を利用し、咳嗽反射を促すことを目的としている。
- 慢性心不全でのエビデンスは ACE 阻害薬の方が多い。

まとめ

アジルサルタン

▶降圧薬（臓器保護薬）

▶副作用にめまい、ふらつき、血管浮腫、高 K 血症などがある

▶心不全の適応はない

エナラプリル

▶降圧薬（臓器保護薬）

▶ARB の副作用＋空咳に注意（誤嚥性肺炎の予防としても使う）

▶心不全の適応がある

 木元先生の ワンポイント講座

　ARB と ACE 阻害薬は、ともに臨床でよく見かける薬ですね。どちらも RAA 系を抑制する薬で、高 K 血症などは共通の副作用ですね。RAA 系の抑制はアルドステロンの分泌を抑制するのですが、どちらの薬も投与開始から半年〜1 年が経った頃から「アルドステロンブレイクスルー」を起こしてしまう患者がいます。アルドステロンブレイクスルーとは、抑制され続けたアルドステロンの分泌量が、何らかの原因で増加に転じる現象をいいます。血圧にはさほど影響はない分泌量ではあるものの、血管や臓器へのダメージが考えられ、MRA（p.114）は、この現象の抑制にも役立ちます。

カルペリチド注射薬 と サクビトリルバルサルタン錠

～代表的な心不全治療薬を比較～

	カルペリチド	サクビトリルバルサルタン
主な商品名	ハンプ	エンレスト
薬の分類	ヒト心房性 Na 利尿ペプチド	ARNI（アーニー）[*1]
主な適応	急性心不全	慢性心不全、高血圧症

エンレスト錠は、2020 年に登場した慢性心不全の治療薬。ネプリライシン阻害薬（サクビトリル）と、ARB（バルサルタン）を組み合わせた薬です[*2]。ACE 阻害薬（p.96）とは併用禁忌なので注意しましょう。

特徴や注意点

- ▶ ANP を補充し、利尿作用や血管拡張作用を発揮する[*3]
- ▶ RAA 系抑制（p.96 概要欄）による心保護作用や腎保護作用がある
- ▶ 過度な血圧低下を招く可能性があり、投与中はバイタルの変動に注意

- ▶ サクビトリルには、ANP と BNP の分解を抑制する働きがある[*4]
- ▶ バルサルタンには、RAA 系抑制による心保護作用や腎保護作用がある
- ▶ 過度な血圧低下を招く可能性があり、高血圧症の第一選択薬にしない

※1　ARNI：アンジオテンシン受容体ネプリライシン阻害薬（angiotensin receptor neprilysin inhibitor）
※2　バルサルタンの商品名はディオバンである。
※3　ANP：心房性 Na 利尿ペプチド（atrial natriuretic peptide）。心房から分泌され、心臓の負担を減らす。
※4　BNP：脳性 Na 利尿ペプチド（brain natriuretic peptide）。心室から分泌され、心臓の負担を減らす。

主な用法用量	1分間に 0.0125〜0.05μg/kg で開始する[5]	1回 50mg を開始用量として 1日2回投与[6]
主な禁忌対象	重篤な低血圧、心原性ショック 右室梗塞、脱水の患者	血管浮腫の既往、重度肝障害 ACE 阻害薬を投与中の患者[7]

Memo

サクビトリルバルサルタン使用中は、作用機序の関係で BNP 値が上昇するため、血液検査は服薬による影響を受けない NT-proBNP で測定する。

まとめ

カルペリチド

▶ 心不全の急性期に使う薬

▶ ANP の補充と、RAA 系抑制による心保護作用

▶ 過度な血圧低下に注意

サクビトリルバルサルタン

▶ 心不全の慢性期に使う薬

▶ ANP、BNP の分解抑制と、RAA 系抑制による心保護作用

▶ 過度な血圧低下に注意

木元先生の **ワンポイント講座**

　サクビトリルバルサルタンは、ANP や BNP の分解を抑制するサクビトリルと、ARB（p.96）であるバルサルタンを組み合わせた、非常に注目度の高い薬です。この薬を勉強していると、「ANP や BNP って、あの検査値の？」と思いませんか？

　ANP や BNP 自体は、血管拡張と利尿作用によって心負荷を軽減してくれるホルモンです。心不全によって心収縮力が低下すると、心臓を助けるために分泌が促されるため、ANP や BNP は「心臓にとってのレスキュー隊」と考えるとよいでしょう（ANP や BNP が増加＝レスキュー隊が駆けつけている＝心臓の異常事態）。特に BNP は使用頻度の高い検査値ですよね。検査値の意味も考えられると、より学びも面白くなりますね！

[5] 添付文書上は「1分間当たり 0.1μg/kg」とされているが、血圧低下のリスクが高いため、「急性・慢性心不全診療ガイドライン 2017 年 改訂版」では、低用量からの開始を推奨している。

[6] 忍容性が認められる場合は、2〜4週間の間隔で段階的に1回 200mg まで増量する。高血圧症の場合は、1回 200mg を1日1回投与し、最大投与量は1回 400mg を1日1回とされている。

[7] ACE 阻害薬から ARNI に切り替える場合、ACE 阻害薬の投与中止から 36 時間は間隔を空ける必要がある。

ビソプロロール錠 と カルベジロール錠

～代表的な β 遮断薬を比較～

	ビソプロロール	カルベジロール
主な商品名	メインテート	アーチスト
薬の分類	選択的 β_1 遮断薬	$\alpha\beta$ 遮断薬
主な適応	高血圧症、頻脈性の不整脈 狭心症、慢性心不全など	高血圧症、頻脈性不整脈 狭心症、慢性心不全など

アドレナリン α・β 各受容体への遮断作用[1]

α_1 受容体遮断作用	β_1 受容体遮断作用	β_2 受容体遮断作用

血管拡張	心拍数低下・心収縮力低下	気管支収縮・血管収縮

特徴や注意点

- ▶主に心臓に作用し、心拍数の抑制や降圧作用を発揮する[2]
- ▶徐脈、低血圧、心不全の悪化、浮腫、体重増加などに注意
- ▶貼付薬のビソノテープ（商品名）には心不全や狭心症への適応はない

- ▶主に血管と心臓に作用し、心拍数の抑制や降圧作用を発揮する
- ▶血管拡張作用があるため、起立性低血圧などに注意
- ▶気管支喘息の患者には禁忌[3]

※1 カテコラミンの場合は、アドレナリン受容体「刺激薬」なので、各受容体への作用が反転する（p.90）。
※2 選択的に β_1 受容体を遮断し、心拍数の抑制作用が強い。β_2 受容体への作用は弱い。
※3 β_2 受容体の遮断作用により、気管支収縮が起こる可能性があるため。

主な用法用量	5mgを1日1回投与 （高血圧症の場合）	10～20mgを1日1回投与 （高血圧症の場合）
その他	慢性心不全患者に投与する場合には、必ず1日1回0.625mgの低用量から開始	慢性心不全患者に投与する場合には、必ず1回1.25mgの低用量で1日2回から開始

Memo

もともと、β遮断薬は「心不全を悪化させるおそれがあり禁忌」とされていた。1990年代になって臨床研究が進み、β遮断薬投与の安全性や有効性が確立され、現在では心不全の治療薬として重要な存在になっている[4]。

ビソプロロール	カルベジロール
▶心臓に作用する薬	▶心臓と血管に作用する薬
▶特に心拍数の抑制作用が強い	▶血管拡張作用による低血圧に注意
▶徐脈、低血圧などに注意	▶気管支喘息の患者には禁忌

木元先生の ワンポイント講座

　かつて、慢性心不全の治療はジギタリス製剤など「強心薬」の使用が中心でした。しかし、強心薬で収縮を促すよりも、むしろβ遮断薬で収縮を「抑える」方が心臓の休養に繋がり、予後がよいことがわかってきました。β遮断薬、MRA、ARNI、SGLT2阻害薬の4つの薬剤は、早期に適切に導入することで、生命予後を伸ばし、心不全が原因での入院を減らすとされています。そのため、今後の心不全治療の中心となる「素晴らしい4剤」という意味を込めて、「fantastic four」といわれていますね（p.110）。

---

[4] 状態によっては心不全を悪化させるため、低用量から開始し、慎重に投与する。

ベラパミル静注液 と ランジオロール静注液

～心拍数を下げる薬を比較～

	ベラパミル	ランジオロール
主な商品名	ワソラン	オノアクト
薬の分類	Ca 拮抗薬：非ジヒドロピリジン系	短時間作用型 β_1 選択的遮断薬
主な適応	上室の頻脈性不整脈 （発作性心房細動など）	頻脈性不整脈 （心機能低下時、敗血症など）

ベラパミルは Ca 拮抗薬ですが、アムロジピンやニフェジピン（p.94）とは特徴が異なります。血管にはほとんど作用せず、心機能を抑制する作用が強い薬です。ランジオロールは安全性が高く、小児にも適応があります。

特徴や注意点

▶主に心臓に作用し、心拍数や心収縮力を抑制する

▶重篤なうっ血性心不全には禁忌（心不全が悪化するおそれ）※1

▶β遮断薬との併用禁忌（心機能の低下、徐脈を助長する）

▶速効性があり、心機能を抑えることで心拍数を低下させる

▶心収縮力の抑制作用は比較的弱いため、心不全患者にも使用しやすい

▶Ⅱ度以上の房室ブロック、洞不全症候群などの徐脈性不整脈に禁忌

※1　左室駆出率（LVEF）＜ 40%の低心機能例に合併した頻脈性心房細動に対し禁忌。

主な用法用量	概要欄参照[2]	概要欄参照[3]
作用の発現時間	約3〜5分	約2分
作用の持続時間	約0.5〜6時間	約3〜4分

Memo

- ベラパミルは急速静注禁忌（血圧低下や心停止のリスクがあるため）。
- ランジオロールは消失半減期が短いため、副作用が出現しても対応しやすい。

まとめ

ベラパミル

- ▶上室の頻脈性不整脈に使う
- ▶心機能抑制作用が高い（重篤なうっ血性心不全には禁忌）
- ▶急速静注禁忌

ランジオロール

- ▶敗血症などの頻脈性不整脈に使う
- ▶作用の持続時間が短く副作用にも対応しやすい
- ▶小児にも適応があり安全性が高い

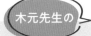 木元先生の 　**ワンポイント講座**

　β遮断薬と切っても切り離せない疾患に「気管支喘息」がありますね。β遮断薬に含まれるβ₂遮断作用は、気管支平滑筋の収縮を招きます。よって、気管支喘息患者がβ遮断薬を使用すると、喘息症状の悪化を引き起こしてしまいます！　緑内障に使用するβ遮断薬、チモロール（商品名：チモプトール）は「点眼薬」ではありますが、僅かに血中に侵入し、気管支や心臓にも影響します。喘息や不整脈悪化の原因が、実は点眼薬だった！！…なんてこともあるのです。

　また、ほとんどのβ遮断薬の薬効は、β₁受容体の遮断作用に基づいています。ランジオロールやビソプロロール（p.100）などのβ₁受容体に選択的に作用できる薬は、β₂受容体への影響が少ないことから、気管支喘息患者への使用も可能なんですね。

※2　1回5mgを5分以上かけて徐々に静脈内に注射する。
※3　心機能低下例における頻脈性不整脈の場合、1μg/kg/minの速度で静脈内持続投与を開始する。投与中は心拍数、血圧を測定し1〜10μg/kg/minの用量で適宜調節する。

ニカルジピン注射薬 と ジルチアゼム注射薬

～異なる作用を持つ Ca 拮抗薬を比較～

	ニカルジピン	ジルチアゼム
主な商品名	ペルジピン	ヘルベッサー
薬の分類	Ca 拮抗薬：ジヒドロピリジン系	Ca 拮抗薬：非ジヒドロピリジン系
主な適応	手術時の異常高血圧 高血圧緊急症[1]、急性心不全	頻脈性不整脈 高血圧緊急症、異型狭心症

いずれも Ca 拮抗薬ですが、ニカルジピンは血管拡張作用が強く、ジルチアゼムは血管拡張作用と心機能抑制作用を持つ薬です[2]。ニカルジピンは、くも膜下出血後の脳血管攣縮予防などにも使います。

特徴や注意点

▶強力な血管拡張作用により、血圧を下げる

▶副作用で反射性頻脈を起こすことがある

▶pH が 3.0〜4.5 と低いため、静脈炎を起こしやすい

▶血管拡張作用＋心機能抑制作用を持つ（両方とも作用は弱め）

▶重篤なうっ血性心不全には禁忌（心不全が悪化するおそれ）[3]

▶房室伝導抑制作用が強いため、徐脈患者への投与には注意

---

[1] 高血圧緊急症：単に血圧が異常に高いだけの状態ではなく、血圧の上昇によって脳、心臓、腎臓、大血管などの標的臓器に急性の障害が生じ、進行している病態のこと。

[2] ニカルジピンは「血管拡張型」の Ca 拮抗薬（ジヒドロピリジン系）、ベラパミルは「心機能抑制型」の Ca 拮抗薬（フェニルアルキルアミン系）、ジルチアゼムは「血管拡張＋心機能抑制型」の Ca 拮抗薬（ベンゾチアゼピン系）。フェニルアルキルアミン系やベンゾチアゼピン系は「非ジヒドロピリジン系」に分類される（p.108）。

[3] 左室駆出率（LVEF）＜ 40％ の低心機能例に合併した頻脈性心房細動に対し禁忌。

主な用法用量	概要欄参照[4]	概要欄参照[5]
作用の発現時間	数分以内	数分以内
消失半減期	約20〜60分	約2時間

Memo

ニカルジピンは添付文書上、生理食塩液やブドウ糖液で希釈するよう書かれているが、速効性や血圧コントロールの観点から、臨床では原液で使用することもある（患者の状態や主治医の方針により異なる）。

まとめ

ニカルジピン

▶ 高血圧緊急症、くも膜下出血後の脳血管攣縮予防などに使う

▶ 強い血管拡張作用があるため、循環動態の変化に注意

▶ 静脈炎に注意

ジルチアゼム

▶ 高血圧緊急症、頻脈性不整脈、異型狭心症などに使う

▶ 血管拡張作用＋心機能抑制作用を持つ（両方とも作用は弱め）

▶ 重篤なうっ血性心不全患者に禁忌

木元先生の ワンポイント講座

Caイオンは、血管平滑筋や心筋の収縮を促しています！ Ca拮抗薬は、このCaが起こす反応を抑制しますよ。血管選択性の高いCa拮抗薬（ニフェジピン、アムロジピンなど）は【血管平滑筋の収縮抑制→血管拡張→血圧降下】と作用を発現し、心臓選択性の高いCa拮抗薬（ベラパミル）は心機能を抑制します。

これらのCa拮抗薬ですが…じつは、副作用で「逆流性食道炎」を起こすことがあります！ 一見、関係なさそうに見えるのですが、Ca拮抗薬が下部食道括約筋（食道と胃の間をキュッとくくる筋肉）の収縮を抑制し、胃液の逆流を招くことがあります！ こうした副作用にも注意していきたいですね。

---

[4] 高血圧緊急症の場合：生理食塩液または5％ブドウ糖注射液で希釈し、0.01〜0.02％（1mL当たり0.1〜0.2mg）溶液を点滴静注する。この場合1分間に、体重1kg当たり0.5〜6μgの点滴速度で投与する。
[5] 高血圧緊急症の場合：5〜15μg/kg/minを点滴静注する。

ニトログリセリン舌下錠 と 硝酸イソソルビド錠

～狭心症の「発作時」と「発作予防」に使う薬～

	ニトログリセリン	硝酸イソソルビド
主な商品名----	ニトロペン^{※1}	ニトロール^{※2}
薬の分類-----	硝酸薬	硝酸薬
主な適応-----	狭心症 など	狭心症など

> それぞれ狭心症の代表薬です。硝酸薬を投与しても胸痛が改善しない場合は、心筋梗塞の可能性があります。発作時の対応はもちろん、投与後の評価も重要ですね。

特徴や注意点

▶冠動脈を拡張させる作用がある

▶狭心症の「発作時」に使い、必ず舌下で投与する^{※3}

▶めまいや失神などを起こすことがあるので、座位で投与する

▶冠動脈を拡張させる作用がある

▶狭心症の「発作時」「発作予防」どちらにも使用可能

▶発作時には舌下投与、発作予防では内服投与なので用法に注意^{※4}

※1　錠剤以外の剤形では、ミオコールスプレー、ミリスロール注射薬、貼付薬のニトロダーム TTS などがある。
※2　その他の形状では、ニトロールスプレー、ニトロール注射薬、貼付薬のフランドルテープなどがある。
※3　飲み込むと、肝臓の初回通過効果を受けて成分が代謝されてしまう（ワンポイント講座参照）。
※4　硝酸イソソルビドは肝臓の初回通過効果を受けにくいため、予防時は内服投与で可能。ただし、吸収速度は舌下投与の方が速いため、発作時の救急対応では舌下で投与する。舌下投与後、数分で作用を発現する。

主な用法用量 ----	狭心症発作時に1回1~2錠 （0.3~0.6mg）を舌下投与[※5]	1回1~2錠（5~10mg） を1日3~4回内服で投与
その他 --------	ホスホジエステラーゼ5阻害 薬やリオシグアトと併用禁忌[※6]	ホスホジエステラーゼ5阻害 薬やリオシグアトと併用禁忌[※6]

Memo

硝酸薬は心筋の血流改善作用や、血管抵抗の減少作用があるため、降圧目的や心不全の治療に使われることもある。

まとめ

ニトログリセリン

▶狭心症の「発作時」に使う

▶投与時は座位とし、必ず舌下で投与する

硝酸イソソルビド

▶狭心症の「発作時」または「発作予防」で使う

▶発作時には舌下で、発作予防では内服で投与する

木元先生の ワンポイント講座

　ニトログリセンは、狭心症の発作時に舌下投与していくことで有名ですよね。病棟では、ニトロダームTTSなど、ニトログリセリンのテープ剤に触れる機会も多いかもしれません。そんなニトログリセン、舌下錠をもしも、ごくりと飲み込んでしまったら「薬効」がどうなるか、ご存知でしょうか？

　経口薬は飲み込んだ後、【①消化管→②門脈→③肝臓→④下大静脈→⑤心臓→⑥全身循環→⑦標的部位】と流れてから薬効を発現します。ニトログリセリンは、③で肝臓を通過するときにほぼ100%分解されてしまうため、ごくりと飲むとまったく効果がありません！舌下錠やテープ剤だと、上記の流れの⑥、全身循環からスタートするため、ちゃんと薬効を示すことができます。

※5　狭心症に対し投与後、数分間で効果が現れるが、効果が現れない場合にはさらに1~2錠を追加投与すること。1回の発作に3錠まで投与しても効果が現れない場合、発作が15~20分以上持続する場合には、直ちに医師に連絡する。

※6　ホスホジエステラーゼ5阻害薬の代表例であるシルデナフィル（商品名：バイアグラ）などの勃起不全薬と併用禁忌。併用によって降圧作用が強くなり、血圧が急激に低下するおそれがある。

Ca 拮抗薬の代表例

	一般名 (主な商品名)	主な作用	主な注意点
ジヒドロピリジン系	・アムロジピン (アムロジン) ・ニフェジピン (アダラート) ・ニカルジピン (ペルジピン)	・動脈の血管拡張作用 (冠攣縮性狭心症の発作予防 としても使う)	・血管拡張による頭痛や浮腫に 注意 ・短時間作用型は反射性頻脈に 注意
非ジヒドロピリジン系	・ベラパミル (ワソラン) ・ベプリジル (ベプリコール) ・ジルチアゼム (ヘルベッサー)	・心機能抑制作用 ・抗不整脈作用 (ジルチアゼムは動脈の拡張 作用もある)	・心収縮力低下による心不全に 注意 ・刺激伝導系抑制による催不整 脈や徐脈に注意
補足	・グレープフルーツジュースを飲むと作用が増強する可能性あり (薬剤によって影響度が異なる) ・ジヒドロピリジン系は、一般名の語尾が「〜ジピン」となる		

徐放性製剤のアルファベット例

R：Retard (遅らせる)
L・LA：Long Acting (長く効く)
CR：Controlled Release (放出制御)
SR：Slow Release (ゆっくり放出)
TR：Time Release (時間をかけ放出)

例：ニフェジピン L 錠、ニフェジピン CR 錠 (p.94)
バルプロ酸 SR 錠 (p.174)、オキシコンチン TR 錠 (p.26)

(語尾にアルファベットがない徐放性製剤もある)

交感神経遮断薬の代表例

	一般名 (主な商品名)	主な作用	主な特徴や注意点
α_1 遮断薬	・シロドシン （ユリーフ） ・タムスロシン （ハルナール） ・ドキサゾシン （カルデナリン） ・ウラピジル （エブランチル）	α_1 遮断＝血管拡張作用	降圧薬として使われることは少なく、前立腺肥大症などで排尿障害を合併した患者に使用されることが多い。左記薬剤ではドキサゾシン、ウラピジルに高血圧症への適応あり
β 遮断薬	・プロプラノロール （インデラル） ・カルテオロール （ミケラン）	β_1 遮断＝心機能抑制作用 β_2 遮断＝気管支収縮作用	気管支収縮作用があるため、気管支喘息の患者には禁忌
選択的 β_1 遮断薬	・ビソプロロール （メインテート） ・アテノロール （テノーミン） ・ランジオロール （オノアクト）	β_1 遮断＝心機能抑制作用 （特に心拍数減少作用が強い） ランジオロールは短時間作用型	β_2 遮断作用が弱いので、気管支喘息の患者にも比較的安全に使用できる
$\alpha\beta$ 遮断薬	・カルベジロール （アーチスト） ・アロチノロール （一般名と同じ）	α_1 遮断＝血管拡張作用 β_1 遮断＝心機能抑制作用 β_2 遮断＝気管支収縮作用	α_1 遮断作用による起立性低血圧に注意。気管支収縮作用があるため、気管支喘息の患者には禁忌

・心不全に適応がある交感神経遮断薬は、ビソプロロールとカルベジロールのみ（執筆時）。
・選択的 β_1 遮断薬も「β 遮断薬」と記載されることが多い。

RAA 系阻害薬の代表例

	一般名 (主な商品名)	主な作用	主な特徴や注意点
ARB	・アジルサルタン 　(アジルバ) ・オルメサルタン 　(オルメテック) ・テルミサルタン 　(ミカルディス)	降圧、心保護、腎保護作用	・高K血症や血管浮腫に注意。 ・Ca拮抗薬やチアジド系利尿薬との配合薬も多い。
ACE阻害薬	・エナラプリル 　(レニベース) ・イミダプリル 　(タナトリル) ・カプトプリル 　(一般名と同じ)	降圧、心保護、腎保護作用 (ARBよりも心保護エビデンスあり)	特徴的な副作用として「空咳」がある (ブラジキニン分解作用によるもの)。誤嚥性肺炎の予防目的で処方されることもある。

レニン・アンジオテンシン・アルドステロン (RAA) の他に、RA、RAS、RAAS などさまざまなよび方がある (基本的にどれも同じ意味)。

心不全の治療で注目されている「ファンタスティック4」

	代表薬 (主な商品名)	主な特徴	主な注意点
β遮断薬 (p.100)	ビソプロロール (メインテート)	アドレナリン受容体に働き、心拍数を抑制する	心収縮力抑制作用もあり、心不全の増悪に注意
ARNI (p.98)	サクビトリルバルサルタン (エンレスト)	血管拡張＋利尿作用により心負荷を軽減する	ARB/ACE阻害薬からの変更が必要。過度な血圧低下に注意
SGLT2阻害薬 (p.124)	ダパグリフロジン (フォシーガ)	尿細管で糖の再吸収を阻害する薬。心保護作用・腎保護作用がある	尿路感染症や脱水などに注意
MRA (p.114)	スピロノラクトン (アルダクトンA)	心臓の肥大などに関わるアルドステロンの働きを抑え、心臓の負担を軽減する	女性化乳房などの副作用あり (スピロノラクトンは特に多い)

4剤投与により、左室駆出率 (LVEF) の低下した心不全 ＝ HFrEF (ヘフレフ) の治療成績が向上した報告がある[1)]。

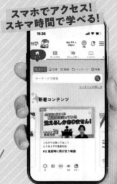

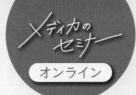

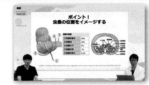
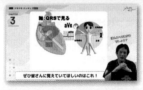
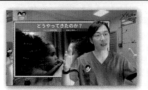

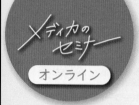

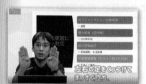
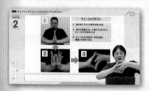
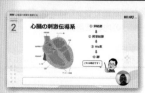
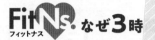
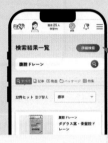
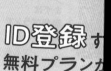

狭心症の三大治療薬

	代表薬 (主な商品名)	主な作用	主な注意点
硝酸薬	ニトログリセリン (ニトロペン)	冠動脈の拡張、動脈の拡張、静脈の拡張	過度な血圧低下に注意。発作が寛解しないときは、心筋梗塞の可能性あり
Ca 拮抗薬	ニフェジピン (アダラート)	冠動脈の拡張、動脈の拡張、冠攣縮の抑制	過度な血圧低下、反射性頻脈に注意
β遮断薬	ビソプロロール (メインテート)	心拍数の抑制、心収縮力の抑制	徐脈、心不全増悪に注意

硝酸薬の代表例

	一般名 (主な商品名)	主な作用	主な注意点
硝酸薬	・ニトログリセリン (ニトロペン) ・硝酸イソソルビド (ニトロール) ・一硝酸イソソルビド (アイトロール) ・ニコランジル (シグマート)	・冠動脈の拡張作用 (狭心症発作の予防・寛解) ・静脈の拡張作用 (降圧作用)	・PDE5 阻害薬(シルデナフィルなど)との併用禁忌 ・血管拡張作用が過剰に働き、過度の血圧低下やショックを起こす可能性がある
補足	・舌下錠、スプレー薬は使用後、通常 1〜2 分で狭心症発作の寛解効果を発現する。舌下錠は 5 分経過しても効果がない場合、5 分おきに 3 回まで追加投与する。 ・スプレー薬は 3 分経過しても効果がない場合、もう 1 回追加する。それでも効果がない場合は心筋梗塞の可能性が高いため、早急な検査や治療が必要である。		

硝酸薬の剤形別の使い分け

	舌下錠、スプレー薬	内服薬、貼付薬	注射薬
主な 用途	発作の寛解	発作の予防	降圧、異型狭心症、急性心不全などの重症例

・ニコランジルには動脈と静脈の拡張作用、心筋保護作用があり、注射薬は急性心不全に適応がある。
・ニトログリセリン貼付薬にはニトロダーム TTS、バソレーターテープ、ミリステープなどがあり、硝酸イソソルビドにはフランドルテープがある。

フロセミド錠 と トルバプタン OD 錠

～「Na 利尿薬」と「水利尿薬」の違い～

	フロセミド	トルバプタン
主な商品名	ラシックス	サムスカ、サムタス[※2]
薬の分類	ループ利尿薬[※1]	バソプレシン V_2 受容体拮抗薬[※3]
主な作用	電解質と水分の排出を促進	水分の排出だけを促進

多くの利尿薬は、Na を排出することで浸透圧による利尿作用を発揮します。フロセミドは「Na 利尿薬」の代表格です。トルバプタンは、Na を排出せずに水分の排出を促進させるため、「水利尿薬」とよばれています。

特徴や注意点

- ▶ Na などの電解質を排出することで、利尿作用を発揮する
- ▶ 低 K 血症、高尿酸血症、高血糖、代謝性アルカローシスに注意[※4]
- ▶ 長期間使用すると、利尿抵抗性を生じることがある

- ▶ 選択的に水分の排出だけを促進する
- ▶ 高 Na 血症に注意（水分減少による血中濃度上昇）
- ▶ グレープフルーツ摂取に注意（相互作用による血中濃度上昇）

※1　分類名の由来は、尿細管にある「ヘンレループ上行脚」に作用するため。
※2　サムタスは、2022 年から販売開始となった点滴静注液。
※3　バソプレシンは「抗利尿ホルモン」で、尿の排泄を抑える働きがある。トルバプタンはバソプレシンに拮抗することで、尿の排泄を促進させる。
※4　Na は遠位尿細管のフィードバック機構により再吸収が促進されるため、低 Na 血症のリスクは比較的低い。

主な用法用量	40〜80mg を 1 日 1 回投与	15mg を 1 日 1 回投与
作用の発現時間	投与後 1 時間以内	投与後 2 時間以内
作用の持続時間	約 6 時間[5]	約 12〜24 時間

Memo

- フロセミドは、利尿薬の中でも強力な利尿作用を発揮する。
- トルバプタンの初回投与は入院下で行う（添付文書の警告欄に記載）[6]。

まとめ

フロセミド	トルバプタン
▶電解質とともに水分を排出する	▶電解質を残し水分を排出する
▶低 K 血症や高尿酸血症に注意	▶高 Na 血症に注意
▶強力な利尿作用を持つ	▶初回投与は入院下で行う

木元先生の ワンポイント講座

　利尿薬は、じつにさまざまな用途があります！ 心不全に伴う浮腫、脳浮腫、腎不全に伴う乏尿、高血圧症、メニエール病などです。利尿薬は、どの診療科で勤務していても、見かける薬の 1 つですよね。患者さんの QOL を守るために、利尿薬の投与は朝や昼を中心に行うこともおさえておきましょう（夜に投与すると、深夜にトイレのために目覚めてしまいます）。

　通常、利尿薬は、水分とともに Na の排出も促進するのですが、トルバプタンは Na に関与せずに水分の排出だけを促進します。水分だけが排出されることで、高 Na 血症を引き起こすことがあり、この副作用には急な対応を要するため、初回投与は入院下で行われます。

---

[5] インタビューフォームには記載がないが、商品名ラシックスの由来は lasting six hours（6 時間持続する）を略したもの、という説がある。

[6] 副作用の高 Na 血症は、神経系に影響を及ぼす危険な状態であるため、すぐに対応ができるように入院下で行う。

スピロノラクトン錠 と トリクロルメチアジド錠
〜「MRA」と「チアジド系利尿薬」の違い〜

	スピロノラクトン	トリクロルメチアジド
主な商品名	アルダクトンA	フルイトラン
薬の分類	MRA[※1]	チアジド系利尿薬[※2]
主な作用	Kを残し水分と電解質を排出	降圧作用に優れている

利尿薬は、参考書によって分類名の記載が異なるため、混乱しやすいですよね。分類名一覧と、別名での呼び方は本章まとめ（p.119）に記載しました。

特徴や注意点

▶利尿作用は弱いが、低K血症を起こしにくい

▶フロセミド（p.112）など、低K血症を起こしやすい薬との併用が多い[※3]

▶心保護、腎保護作用が確認されており、臓器保護薬としても注目[※4]

▶利尿作用は弱いが、血管拡張作用を持ち、降圧作用に優れている

▶低K血症、低Na血症、高Ca血症、高尿酸血症、高血糖などに注意

▶腎血流量が低下するため、腎機能が悪い患者には投与しない（急性腎不全の患者には禁忌）

※1 MRA：ミネラルコルチコイド受容体拮抗薬（mineralocorticoid receptor antagonists）。分類名は「アルドステロン拮抗薬」または「K保持性利尿薬」ともよばれる。
※2 分類名は「サイアザイド系利尿薬」または「降圧利尿薬」ともよばれる。
※3 単独投与では高K血症に注意する。
※4 無尿または急性腎不全の患者は、腎機能をさらに悪化させるおそれ、高K血症誘発のおそれがあるため禁忌。

主な用法用量	50〜100mg を 1 日数回に分けて投与	2〜8mg を 1 日 1〜2 回に分けて投与
作用の発現時間	該当資料なし	投与後 100 分以内に最大利尿
作用の持続時間	該当資料なし	約 6〜7 時間

Memo

スピロノラクトンで特徴的な副作用に「男性の女性化乳房」がある。これは薬の構造が性ホルモンの構造と似ており、ホルモン受容体に作用するためである[5]。

まとめ

スピロノラクトン

▶ K を残して利尿作用を発揮

▶ 他剤と併用して使うことが多い

▶ 臓器保護薬としても注目

トリクロルメチアジド

▶ 降圧作用に優れた利尿薬

▶ 低 K 血症、高尿酸血症などに注意

▶ 降圧薬と併用されることも多い

木元先生の **ワンポイント講座**

　利尿薬は、血中のイオンや糖、尿酸の値を変動させます。ミネラルコルチコイド受容体拮抗薬（MRA）を除いた多くの利尿薬は、K の排出を促進するため、高 K 血症を改善します。また、ループ利尿薬やチアジド系利尿薬は、血糖値や尿酸値を上昇させることが知られています。

　利尿薬投与に伴ってさまざまなイオンの動きがあり、多くの利尿薬が Ca の排出を促進する一方、チアジド系利尿薬は Na-Ca 交換系を抑制し、体内の Ca を保持します。副作用に高 Ca 血症があるのはそのためです。しかし、骨粗鬆症の患者さんに、「利尿薬を使用したい」となったときは、Ca を保持できるチアジド系利尿薬が選択されることが多いですよ！ 利尿薬の使い分けも奥が深いですね。

※5 同じ分類薬のエプレレノン（商品名：セララ）、エサキセレノン（商品名：ミネブロ）、フィネレノン（商品名：ケレンディア）は女性化乳房などの副作用が少ない。エサキセレノン、フィネレノンはステロイド骨格（p.76）を持たない特徴があり、ミネラルコルチコイド受容体の選択性が高い。

利尿薬の分類と代表薬

	代表的な薬剤（主な商品名）
炭酸脱水酵素阻害薬	アセタゾラミド（ダイアモックス）
浸透圧利尿薬	濃グリセリン／果糖（グリセオール） D-マンニトール（マンニットール）
ループ利尿薬	フロセミド（ラシックス） トラセミド（ルプラック） アゾセミド（ダイアート）
チアジド系利尿薬 （サイアザイド系利尿薬）	トリクロルメチアジド（フルイトラン） ヒドロクロロチアジド（一般名と同じ）
MRA （ミネラルコルチコイド 受容体拮抗薬）	スピロノラクトン（アルダクトンA） カンレノ酸（ソルダクトン） エプレレノン（セララ） エサキセレノン（ミネブロ） フィネレノン（ケレンディア）
バソプレシン V_2 受容体拮抗薬	トルバプタン（サムスカ）
ヒト心房性 Na 利尿ペプチド	カルペリチド（ハンプ）

・アセタゾラミドは利尿薬の分類だが、利尿作用はほとんどなく緑内障や呼吸性アシドーシス、メニエール病などの病態で使われる薬。
・フィネレノンの適応は、2型糖尿病を合併する慢性腎臓病のみ（執筆時）。

ループ利尿薬の違い

	主な特徴	主な電解質異常
フロセミド （ラシックス）	最も使用頻度が高い利尿薬 作用は強いが、持続時間が短い	低 K 血症に注意
アゾセミド （ダイアート）	フロセミドに比べ緩徐に作用し、 作用の持続時間が長い	低 K 血症に注意
トラセミド （ルプラック）	K 保持作用があるため、 低 K 血症を起こしにくい	高 K 血症に注意

MRA の違い

	一般名 （主な商品名）	主な特徴
第 1 世代	スピロノラクトン （アルダクトン A）	最も使用頻度が高い MRA。ミネラルコルチコイド受容体（以下、MR）の選択性が低く、性ホルモンとしても働いてしまうため、男性の女性化乳房などが見られる
第 2 世代	エプレレノン （セララ）	慢性心不全に適応がある。スピロノラクトンよりも MR の選択性が高く、性ホルモン作用が弱いため、女性化乳房などの副作用は少ない
第 3 世代	エサキセレノン （ミネブロ）	適応は高血圧症のみ。ステロイド骨格を持たず、MR の選択性が高い
第 3 世代	フィネレノン （ケレンディア）	2 型糖尿病を合併する慢性腎臓病（CKD）に適応がある。ステロイド骨格を持たず、MR の選択性が高い

いずれも K 保持作用があるため、高 K 血症に注意。スピロノラクトン以外は MR の選択性が高く、ステロイド骨格を持たない第 3 世代の薬は、女性化乳房の副作用は起こらない。

チアジド（サイアザイド）系利尿薬の違い

	主な特徴
トリクロルメチアジド （フルイトラン）	日本で最も処方量が多いチアジド系利尿薬。高血圧症や浮腫の他に、月経前緊張症に適応がある
ヒドロクロロチアジド （一般名と同じ）	降圧薬との配合剤が多い。高血圧症や浮腫の他に、月経前緊張症に適応がある
インダパミド （ナトリックス、テナキシル）	チアジド系の類似薬（同じ分類で紹介されることが多い）。作用機序は上記2つとほぼ同じ。適応は高血圧症のみ。

浸透圧利尿薬の違い

	主な特徴
D-マンニトール （マンニットール）	作用発現は速いが、持続時間が短い。薬剤が代謝されにくいため、リバウンド（反跳）現象が多い
濃グリセリン／果糖 （グリセオール）	作用発現は遅いが、持続時間が長い。薬剤が代謝されやすいため、リバウンド（反跳）現象は少ない

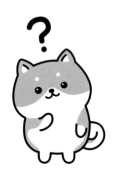

分類別に利尿薬を比較

	フロセミド （ラシックス）	トルバプタン （サムスカ）	スピロノラクトン （アルダクトン A）
分類名	ループ利尿薬	バソプレシン V_2 受容体 拮抗薬	MRA
別名	Na 利尿薬（の代表格）	水利尿薬	K 保持性利尿薬 アルドステロン拮抗薬
主な作用	Na を中心とした電解質 と水分の排出を促進	電解質を保持し、選択 的に水分の排出を促進	Na を排出するが K は保持する
主な副作用 （電解質異常）	低 K 血症、低 Ca 血症、 高尿酸血症 など	高 Na 血症 など	高 K 血症 など
その他	慢性腎不全 にも投与可能	投与開始時は入院下 で行う	心不全の治療薬 として注目

	トリクロルメチアジド （フルイトラン）	濃グリセリン／果糖 （グリセオール）	カルペリチド （ハンプ）
分類名	チアジド系利尿薬 （サイアザイド系利尿薬）	頭蓋内圧亢進・頭蓋内 浮腫治療薬、 眼圧降下薬	ヒト心房性 Na 利尿ペプチド
別名	降圧利尿薬	浸透圧利尿薬	心不全治療薬
主な作用	緩徐な利尿作用に加え、 静脈拡張作用がある	グリセリンの浸透圧を 利用し、頭蓋内圧や 眼圧を低下させる	利尿作用＋動脈・静脈 の拡張作用がある
主な副作用	低 K 血症、高 Ca 血症、 高尿酸血症 など	急性腎不全、 乳酸アシドーシス など	血圧低下 など
その他	Ca 拮抗薬や ARB と 併用することも多い	リバウンド現象が 少ない	シリンジポンプでの 持続投与が必要

スピロノラクトン、トリクロルメチアジドも作用機序としては「Na 利尿薬」だが、それぞれ表に記載した名称でよばれることが多い。

メトホルミン錠 と イメグリミン錠

～インスリン抵抗性を改善する薬～

	メトホルミン	イメグリミン
主な商品名	メトグルコ	ツイミーグ
薬の分類	ビグアナイド系薬	テトラヒドロトリアジン系薬
主な作用	肝臓で糖新生[※1]を抑制する	ミトコンドリアの機能を改善する

インスリン抵抗性とは、インスリンが分泌されているにもかかわらず、インスリンが作用しにくい状態のことです。インスリン抵抗性が起こる原因の一つとして、肥満が挙げられます。

特徴や注意点

▶肝臓での糖新生抑制、骨格筋への糖取り込み促進によるインスリン抵抗性改善などの作用を示す

▶重篤な副作用に乳酸アシドーシス[※2]がある

▶高齢者や肝機能・腎機能が悪い患者は副作用のリスクが高くなる

▶ミトコンドリア[※3]の機能を改善することで、膵作用と膵外作用が起こる

▶血糖値に応じて、膵臓からインスリンを分泌させる（膵作用）

▶糖新生抑制、インスリン抵抗性改善などの作用を示す（膵外作用）

※1 糖質以外の物質（脂質、乳酸、アミノ酸など）からグルコースを生成すること。
※2 糖新生は肝臓で乳酸やアミノ酸からグルコースを生成するため、糖新生が抑制されると乳酸が貯留する。初期症状としては悪心、嘔吐、腹痛、下痢、倦怠感などが見られ、進行すると過呼吸、低血圧、低体温、昏睡などが現れる。
※3 エネルギーの産生に関わる重要な細胞小器官。

主な用法用量	750〜1,500mg を 1日2〜3回に分けて投与※4	1回 1,000mg を 1日2回朝・夕に投与
その他	造影検査のときは 休薬の有無を確認する※5	腎機能が悪い患者は 血中濃度が上昇する可能性あり

Memo

- メトホルミンは、糖尿病治療薬の中で最もエビデンスが多い薬。
- イメグリミンは、2021 年に登場した新しい作用機序を持つ薬（これまでミトコンドリアの機能を改善する薬はなかった）。

まとめ

メトホルミン	イメグリミン
▶糖新生を抑制する	▶ミトコンドリアの機能を改善する
▶乳酸アシドーシスに注意	▶膵臓＋膵臓以外に作用する
▶腎機能が悪い患者は注意	▶腎機能が悪い患者は注意

木元先生の ワンポイント講座

　2022 年に、日本糖尿病学会は「2型糖尿病の薬物療法のアルゴリズム」を発表しました！ じつは、同じ2型でも欧米人の糖尿病と、日本人の糖尿病には大きな違いがあります。欧米人の2型糖尿病は肥満に伴う「インスリン抵抗性増大（インスリンが効きにくい）」によるものが主であるのに対し、日本人の2型糖尿病は、肥満と非肥満の割合が1：1ほどで、さらに「インスリン抵抗性増大」と「インスリン分泌能低下」が起こっている程度が個人ごとに異なります。

　近年、インクレチン関連薬の台頭や、ミトコンドリアに作用するイメグリミンの発売など、糖尿病治療も大きな変化をみせています。今後も、日本人に向けた糖尿病治療のアルゴリズムのアップデートには、注目ですね！

※4　初期用量は 500mg から開始（症状・病態により適宜調整）。投与タイミングは食直前または食後。
※5　メトホルミンの適正使用に関する recommendation で「eGFR が 30〜60 の患者では、ヨード造影剤投与後 48 時間はメトホルミンを再開せず、腎機能の悪化が懸念される場合には eGFR を測定し腎機能を評価した後に再開する」とされている [1]。eGFR が 30 未満の患者には禁忌。また、75 歳以上の新規患者への投与は推奨されていない。

シタグリプチン錠 と
デュラグルチド皮下注射薬
～血糖値に応じてインスリンを分泌させる薬～

	シタグリプチン	デュラグルチド
主な商品名	ジャヌビア、グラクティブ	トルリシティ
薬の分類	DPP-4 阻害薬	持続性 GLP-1 受容体作動薬
主な作用	間接的にインスリン分泌を促す	間接的にインスリン分泌を促す

インスリン分泌を促進させる消化管ホルモンの総称を「インクレチン」とよびます。2 剤はインクレチン濃度を上昇させる働きがあり、血糖値が高いときに作用が発揮されます。

主な特徴や注意点

- ▶血糖値に応じたインスリンの分泌促進[1]、グルカゴン[2]の分泌抑制の作用がある
- ▶低血糖は起こりにくい
- ▶特徴的な副作用として類天疱瘡がある（頻度不明）

- ▶血糖値に応じたインスリンの分泌促進、グルカゴンの分泌抑制の作用がある
- ▶低血糖は起こりにくい
- ▶胃内容物の排泄遅延作用や食欲抑制効果・体重減少効果がある（消化器系の副作用に注意）

血糖値が高い時だけ、膵臓に作用する

※1 血糖値が高いときはインスリンを分泌させ、血糖値が低いときには分泌させない（糖濃度に依存的）。
※2 膵臓から分泌される、血糖値を上昇させるホルモン。

| 主な用法用量 ···· | 50mg を 1 日 1 回投与 | 週 1 回 0.75mg を皮下注射 |
| その他 ········· | 腎機能が悪い患者は Ccr 値に応じて用量調整が必要[※3] | インスリン注射とは異なるため、1 型糖尿病患者には使用不可 |

Memo

- デュラグルチドは週 1 回で管理できるため、在宅療養者も訪問看護で治療可能。また、同居していない家族が訪問の際に管理するなど、柔軟な対応ができる[※4]。
- DPP-4 阻害薬よりも GLP-1 受容体作動薬の方が、より強い血糖降下作用が期待できる。

まとめ

シタグリプチン

- ▶血糖値に応じてインスリンの分泌を促進、グルカゴンの分泌を抑制
- ▶類天疱瘡などの副作用に注意
- ▶腎機能に応じた用量調整が必要

デュラグルチド

- ▶GLP-1 類似物質の注射薬で、主な作用は DPP-4 阻害薬と同じ
- ▶消化器系の副作用に注意
- ▶インスリン注射とは異なる

木元先生の ワンポイント講座

　2023 年 3 月、肥満症を対象疾患として GLP-1 受容体作動薬であるセマグルチド皮下注（商品名：ウゴービ）が承認されました！ GLP-1 による食欲減退などの作用により、体重減少が期待できます。セマグルチド皮下注はオゼンピックという名称で、すでに糖尿病の治療に用いられていますね。

　このような適用拡大の一方で、GLP-1 受容体作動薬は美容目的の不適切使用も問題となっています。体重減少効果が期待できるものの、急性膵炎や頻脈などのリスクがあり、これらが現れたとしても不適切使用の場合は「副作用救済制度」の対象外となります。また、美容目的の不適切な使用により、本来必要な糖尿病患者への GLP-1 受容体作動薬の供給が制限される事態にまで陥っています。

※3 DPP-4 阻害薬の中で、リナグリプチン（商品名：トラゼンタ）は「胆汁排泄型」のため、腎機能が悪い患者でも用量調整は原則不要。

※4 GLP-1 受容体作動薬は、毎日注射が必要な「短時間型」と、週 1 回の注射でよい「長時間型」に分かれる。

ボグリボース錠 と ダパグリフロジン錠

～糖の吸収や排泄を調整する薬～

	ボグリボース	ダパグリフロジン
主な商品名	ベイスン	フォシーガ
薬の分類	α-グルコシダーゼ阻害薬	SGLT2 阻害薬
主な作用	食後の血糖値上昇を抑える	尿とともに糖分を排泄する

SGLT2 阻害薬は、糖尿病の治療だけでなく、慢性心不全や慢性腎臓病の治療薬としても注目されています[1]。

特徴や注意点

▶腸内で糖の消化や吸収を阻害し、食後の血糖上昇ピークを低くする

▶副作用として、下痢、放屁（おなら）の増加、腹部膨満などがある[2]

▶膵臓には作用しないため、単剤での低血糖リスクは低い

▶腎臓（尿細管）でグルコースの再吸収を阻害し、血糖値を下げる

▶利尿作用があるため、尿量増加や脱水に注意

▶尿中の糖分が増えると、尿路感染症のリスクが増える

腸に作用し、膵臓に作用しない

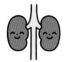

腎臓に作用し、膵臓に作用しない

※1 同じ分類薬でもエンパグリフロジン（商品名：ジャディアンス）は慢性腎臓病の適応はない。また、カナグリフロジン（商品名：カナグル）は「2型糖尿病を合併する慢性腎臓病」の適応となっており、それぞれ微妙に異なる。

※2 副作用として消化器症状が多いのは、作用の過程で未消化の二糖類が増加し、炭酸ガスが発生するため。

主な用法用量	0.2～0.3mg を 1 日 3 回 毎食直前に投与	5mg を 1 日 1 回投与 （10mg まで増量可）
その他	食直前に投与するのは 作用を最大化させるため	心血管保護作用、 腎保護作用が確認されている[3]

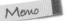

どちらの薬も単独では低血糖のリスクは低い（次項でまとめる SU 薬やグリニド系薬との併用時はリスクが高くなる）。

ボグリボース	ダパグリフロジン
▶糖の吸収を遅らせて、食後の血糖値上昇を抑える	▶尿中にグルコースを排出し、血糖値を下げる
▶消化器系の副作用に注意	▶脱水や尿路感染症に注意
▶食直前に投与する	▶臓器保護薬としても注目

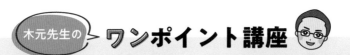

木元先生の ワンポイント講座

　日本の糖尿病患者は、予備軍も含めて約 2,000 万人と推計されています。みなさんも、健康診断では空腹時血糖や HbA1c の値を測定されているのではないでしょうか？ しかし、空腹時血糖や HbA1c の値はさほど高くないにもかかわらず、食後血糖のみが高値となる、「隠れ糖尿病」の増加も問題となっています。

　食後高血糖も、血管障害を招く大きな要因となりますが、経口グルコース負荷試験など、専門の検査でないとみつけられません。みつかりさえすれば、食事・運動療法や α-グルコシダーゼ阻害薬の服用など、できることはいくつもあります。少しでも血糖値が気になるという方は、ぜひ、早めに食後血糖値の検査も受けてほしいです。

※3 eGFR が 25mL/min/1.73m² 未満の患者では、本剤の腎保護作用が十分に得られない可能性があるため、投与の必要性を慎重に判断すること。また、本剤投与中に eGFR が低下することがあり、腎機能障害が悪化するおそれがある。

グリメピリド錠 と レパグリニド錠

〜低血糖に注意する薬〜

	グリメピリド	レパグリニド
主な商品名	アマリール	シュアポスト
薬の分類	SU 薬 （スルホニル尿素薬）	グリニド系薬 （速効型インスリン分泌促進薬）
主な作用	膵臓にインスリンを分泌させる	膵臓にインスリンを分泌させる

前項までの糖尿病治療薬に比べて、今回の SU 薬とグリニド系薬は、低血糖を起こしやすいので注意が必要です。

特徴や注意点

▶膵臓に直接働きかけて、インスリンを分泌させる

▶作用時間が長く、基礎分泌※1 用のインスリンを増加させる

空腹時の高血糖に対応する薬

▶膵臓に直接働きかけて、インスリンを分泌させる

▶作用時間が短く、追加分泌※2 用のインスリンを増加させる

食後の高血糖に対応する薬

それぞれ膵臓に作用し、血糖値に関係なくインスリンを分泌させる

※1　インスリンが 1 日を通して持続的に穏やかに分泌されること。
※2　食後の血糖値上昇に対し、インスリン分泌を増やすこと。

主な用法用量	1 日 0.5〜1mg より開始し、 1 日 1〜2 回投与[※3]	1 回 0.25mg より開始し、 1 日 3 回毎食直前に投与
最大投与量	1 日投与量は最大 6mg まで	1 回投与量は最大 1mg まで

Memo

- レパグリニドは、作用の発現時間が速いため、投与してから食事までの間隔が長いと、低血糖のリスクが高くなる。
- レパグリニドの投与は「食事前 10 分以内」となっている[※4]。

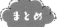
まとめ

グリメピリド

▶膵臓に直接働きかけて、インスリンを分泌させる

▶作用時間が長く、空腹時の高血糖に対応する薬

▶低血糖に注意

レパグリニド

▶膵臓に直接働きかけて、インスリンを分泌させる

▶作用時間が短く、食後の高血糖に対応する薬（食直前に投与）

▶低血糖に注意

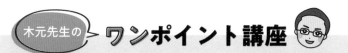
木元先生の ワンポイント講座

　患者さんのなかで「合併症が現れ始めたら本気で血糖コントロールを頑張ろうかな」と、考えてそうな人はいませんか？ 糖尿病発症後、早期から継続して厳格な血糖コントロールを行っていると、長きにわたって合併症が現れにくくなることが、これまでの研究からわかってきました。

　いい加減な血糖コントロールを続けた後に、「さて、そろそろ頑張るか…」と重い腰を上げたとしても、血糖コントロールをサボっていた期間の血管へのダメージは、ずっと残り続けます。これを遺産効果（legacy effect）といいます。

　基本的なことですが、より早くから、なるべく頑張って、血糖コントロールをしていくことが合併症の予防に大切です！

※3 投与タイミングは、朝または朝夕、食前または食後。グリメピリドもレパグリニドも、患者の状態に応じて維持用量を増減する。
※4 同効薬であるミチグリニド（商品名：グルファスト）の投与は「食事前 5 分以内」となっている。

インスリン抵抗性などを改善する薬

	代表薬（主な商品名）	主な作用	主な副作用・注意点
ビグアナイド系	メトホルミン（メトグルコ）	・肝臓での糖新生抑制 ・インスリン抵抗性の改善	乳酸アシドーシスに注意
チアゾリジン系	ピオグリタゾン（アクトス）	インスリン抵抗性の改善	心不全、浮腫、体重増加など循環器症状に注意
テトラヒドロトリアジン系	イメグリミン（ツイミーグ）	・ミトコンドリアの機能を改善 ・膵外作用 糖新生抑制、インスリン抵抗性の改善 ・膵作用 血糖値に応じたインスリン分泌促進	・悪心、便秘、下痢 など消化器症状に注意 ・低血糖にも注意 ・メトホルミンとは作用機序が異なるため乳酸アシドーシスは比較的起こりにくい

糖の吸収や排泄を調整する薬

	代表薬（主な商品名）	主な作用	主な副作用・注意点
α-グルコシダーゼ阻害薬	・ボグリボース（ベイスン） ・ミグリトール（セイブル）	糖の吸収を遅らせて食後の高血糖を改善する	下痢、おならの増加、腹部膨満感など消化器症状に注意（食直前に内服）
SGLT2阻害薬	・ダパグリフロジン（フォシーガ） ・エンパグリフロジン（ジャディアンス） ・カナグリフロジン（カナグル）	糖の再吸収を阻害し尿とともに排泄する	尿量増加、脱水、尿路感染症など尿路にかかわる症状に注意

血糖値に応じてインスリンを分泌させる薬

	一般名（主な商品名）	主な作用	主な副作用・注意点
DPP-4阻害薬	・シタグリプチン（ジャヌビア） ・リナグリプチン（トラゼンタ） ・アログリプチン（ネシーナ） ・テネリグリプチン（テネリア） ・ビルダグリプチン（エクア）	GLP-1を分解してしまうDPP-4（酵素）を阻害することでインクレチンの濃度を上昇させる	・悪心、嘔吐、胃部不快感など消化器症状に注意 ・リナグリプチンとテネリグリプチン以外は、腎障害患者には用量調整が必要
GLP-1受容体作動薬	・デュラグルチド（トルリシティ） ・リキシセナチド（リキスミア） ・リラグルチド（ビクトーザ） ・セマグルチド（リベルサス） ・チルゼパチド（マンジャロ）	DPP-4の阻害を受けにくいGLP-1の類似物質を注入することでインクレチン様物質として作用する	悪心、嘔吐、食欲低下、胃部不快感など消化器系の副作用に注意
補足	インクレチン：GIPやGLP-1の総称。インスリンの分泌やグルカゴンの抑制にかかわっている。インクレチンは血糖値に応じて、インスリンを分泌するため、低血糖を起こしにくい。 DPP-4阻害薬とGLP-1受容体作動薬を総称して「インクレチン関連薬」とよぶ。チルゼパチドはGIP/GLP-1受容体作動性の新薬、リベルサスはGLP-1受容体作動薬で初めての経口薬。		

血糖値に関係なくインスリンを分泌させる薬

	一般名（主な商品名）	主な作用	主な副作用・注意点
SU薬	・グリメピリド（アマリール） ・グリクラジド（グリミクロン） ・グリベンクラミド（オイグルコン）	作用時間が長く、空腹時の高血糖を改善する	血糖値に関係なくインスリンを分泌させるため、低血糖に注意
グリニド系薬	・レパグリニド（シュアポスト） ・ミチグリニド（グルファスト） ・ナテグリニド（ファスティック）	作用時間が短く、食後の高血糖を改善する	血糖値に関係なくインスリンを分泌させるため、低血糖に注意（食直前の内服）

SU薬は「スルホニル尿素薬」とよばれ、グリニド系薬は「速効型インスリン分泌促進薬」ともよばれる。

インスリン アスパルト注射薬 と インスリン ヒト注射薬
～「超速効型」と「速効型」の違い～

	インスリン アスパルト	インスリン ヒト
主な商品名	ノボラピッド	ヒューマリンR、ノボリンR
薬の分類	超速効型インスリン製剤	速効型インスリン製剤
主な作用	追加分泌を補充する[※1]	追加分泌を補充する

速効型のインスリン ヒト注射薬は、ペン型製剤もありますが、病棟では輸液に混注するバイアル製剤の方がよく見かけると思います[※2]。

特徴や注意点

▶急速に作用を発揮する

▶作用持続時間は短い

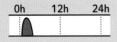

▶作用発現は超速効型より少し遅い

▶作用持続時間も超速効型より長い

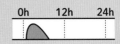

インスリン製剤に共通の注意点は、注射部位を揉まないこと[※3]

※1 健康な人の体では、インスリンの分泌は2種類ある。24時間を通して一定の割合で分泌される「基礎分泌」と、食後に分泌される「追加分泌」である。上記の2剤は、食後に起こる急激な血糖値の上昇を防ぐ（追加分泌を補う）ためのインスリン製剤。
※2 インスリンを輸液に混注する場合、急速投与による低血糖を防ぐため、輸液ポンプの使用が推奨されている。
※3 注射部位を揉むと、薬効成分が急速に吸収され低血糖を起こす危険がある。

主な用法用量 -----	毎食直前に皮下注射	毎食前に皮下注射
作用の発現時間 ---	注射後 10〜20 分	注射後 30〜60 分
作用の持続時間 ---	3〜5 時間	5〜7 時間

Memo

超速効型のインスリン製剤は「食事の直前」に皮下注射するのに対し、速効型の インスリン製剤は「食事の 30 分ほど前」に皮下注射する[4]。

インスリン アスパルト	インスリン ヒト
▶超速効型のインスリン製剤 （追加分泌を補充する）	▶速効型のインスリン製剤 （追加分泌を補充する）
▶急速に作用し、速効型よりも持続時間は短い	▶作用は速いが、超速効型ほどではない
▶毎食直前に皮下注射する	▶輸液に混注することが多い

木元先生の ワンポイント講座

　1 型糖尿病患者には治療に必須、2 型糖尿病患者でも場合によっては使用するインスリン注射。特に 1 型糖尿病患者では、体調不良で食事が摂れなかったときでも、インスリン注射は「中止しない」ことを、しっかり覚えておきましょう！

　「食事が摂れないのに、インスリンを打つのは危ないんじゃないか？」と考える方もいらっしゃるかと思います。もちろん、血糖値に応じて単位数を調整する必要はありますが、体調不良の時は「シックデイ」といい、身体にかかるストレスによって、アドレナリンやコルチゾールの分泌が促進されます。これらのホルモンが血糖値を上昇させるため、たとえ食事が摂れなくても、インスリン注射による血糖コントロールが必要になります。

---

[4] 速効型インスリンを皮下注射する場合、食事を待つ必要があるため、超速効型インスリンに比べて管理が難しい。このため、皮下注射での使用頻度が低い。

インスリン グラルギン注射薬 と インスリン デグルデク注射薬
～持効型インスリン製剤の特徴と違い～

	インスリン グラルギン	インスリン デグルデク
主な商品名	ランタス※1	トレシーバ
薬の分類	持効型インスリン製剤	持効型インスリン製剤
主な作用	基礎分泌を補充する	基礎分泌を補充する

グラルギンは最も処方量が多いインスリン製剤ですね。デグルデクは作用時間が長く、在宅でも活躍するインスリン製剤です。

特徴や注意点

▶ほぼ 24 時間安定した作用を発揮

▶作用のピークはない

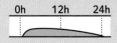

▶グラルギンよりも作用時間が長い

▶24 時間以上、安定して作用が持続

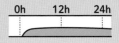

※1 ランタスとは別に、同じ成分を 3 倍に濃縮した「ランタス XR」がある。濃縮したことで、従来のランタスに比べて、より安定した作用を発揮する。ランタスを含む多くのインスリン製剤は投与前に 2 単位の空打ちが必要だが、ランタス XR は 3 単位の空打ちが必要。

主な用法用量	1日1回皮下注射	1日1回皮下注射
作用の発現時間	注射後 1〜2 時間	明確な記載なし
作用の持続時間	約 24 時間	42 時間以上

Memo

持効型製剤は作用のピークがなく、ほぼ 24 時間安定して効果を発揮するため、食前・食後・就寝前いつでも使用可能。原則、毎日同じ時間に使用する。

まとめ

インスリン グラルギン

▶持効型のインスリン製剤
（基礎分泌を補充する）

▶作用のピークはなく、約 24 時間穏やかに持続する

▶原則、毎日同じ時間に使用する

インスリン デグルデク

▶持効型のインスリン製剤
（基礎分泌を補充する）

▶作用のピークはなく 42 時間以上穏やかに持続する

▶原則、毎日同じ時間に使用（適応外で 2 日に 1 回の場合あり）[2]

木元先生の  **ワンポイント講座**

　糖尿病の治療に使用できる注射薬は、近年さまざまなものが登場してきました。なかでも、デュラグルチド（p.122）は、週に 1 回の注射で済む薬として、医療現場へのインパクトも大きかったのではないでしょうか。

　だったら、1 型糖尿病の患者さんにも、この週に 1 回の注射薬を使えばいいんじゃないか？と思われるかも知れませんが、デュラグルチドは GLP-1 受容体作動薬であり「インスリンの分泌を促進させる薬」のため、そもそもインスリンをまったく分泌できない 1 型糖尿病患者に投与しても、効果が期待できません。1 型糖尿病への治療は、注射ならなんでもよいわけではなく、「インスリン注射」での治療が必要です。

※2 在宅療養で毎日注射することが困難な場合、作用時間の長さから 2 日に 1 回の間隔で使用することもある（適応外の用法）。

インスリン リスプロ混合製剤 と
インスリン デグルデク／アスパルト配合製剤
〜「混合型」と「配合型」の違い〜

	インスリン リスプロ混合	インスリン デグルデク／アスパルト
主な商品名	ヒューマログミックス 25	ライゾデグ
薬の分類	混合型インスリン製剤	配合型インスリン製剤
主な作用	追加分泌と基礎分泌を補充する	追加分泌と基礎分泌を補充する

それぞれ複数の成分が混合されたインスリンです。混合製剤は使用前に混和が必要なので、忘れないようにしましょう[※1]。

特徴や注意点

▶超速効型のリスプロに、作用を持続させる働きを持つプロタミン（p.156）が混合されている

▶投与直後に作用のピークが来て、その後は緩やかに消失していく[※2]

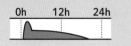

使用前に混和が必要

▶超速効型のアスパルトと持効型のデグルデクが 3：7 の比率で配合されている

▶投与直後に作用のピークが来て、その後は 24 時間以上安定して持続する

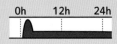

使用前の混和不要

※1　混合製剤は成分が分離してしまう。穿刺前によく振って成分を均一にする必要がある。
※2　商品名の数字は追加分泌の割合を表す。ミックス 25 なら、超速効型の割合が 25％、中間型の割合が 75％の比率。ミックス 50 なら、超速効型の比率も、中間型の比率も 50％になる。超速効型だけでなく、速効型と中間型の混合製剤もある。

主な用法	1日1～2回、食直前に皮下注射[※3]	1日1～2回、食直前に皮下注射[※4]
作用の発現時間	15分以内	10～20分
作用の持続時間	18～24時間	42時間以上

Memo

- 超速効型の成分が入っているため、いずれも食直前に皮下注射する。
- 混合製剤は、通常は24時間作用が持続しないため、1日1回投与の場合は高血糖に注意。

まとめ

インスリン リスプロ混合
- ▶超速効型と中間型の混合製剤（追加分泌と基礎分泌を補充）
- ▶作用は24時間持続しない

インスリン デグルデク／アスパルト
- ▶超速効型と持効型の配合製剤（追加分泌と基礎分泌を補充）
- ▶24時間安定して作用する

木元先生の ワンポイント講座

　2型糖尿病でインスリン注射を行う場合でも、理想をいえば1日に3～4回注射した方が、膵臓の負担も軽減でき、血糖コントロールも容易になります。ですが、注射への抵抗感や煩わしさから、1日に1～2回、注射するだけでも患者さんにとってはハードルが高いんです。

　できるだけ少ない注射回数で済み、かつ、基礎インスリン・追加インスリン（p.136）の両方を補えるように作られたのが「混合型インスリン」です。従来、混合型インスリンは注射前に混合のための下準備が必要でしたが、2015年に発売されたライゾデグ配合注は、注射液が透明で混合のための操作を必要としません。

　インスリン製剤は進化を続けています。いつの日か「飲めるインスリン」が登場するかもしれませんね！

※3 1日2回の場合は、朝食直前と夕食直前に皮下注射する。1日1回投与のときは朝食直前に皮下注射する。
※4 1日1回投与のときは、主たる食事の直前に投与し、毎日一定の時間とする。1日2回投与のときは、朝食直前と夕食直前に投与する。

インスリンの分泌

私たちの体では、なるべく血糖値を一定に保つため、
2種類のインスリン分泌が行われている

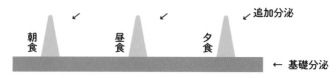

	基礎分泌	追加分泌
主な特徴	一定量のインスリンが 24時間分泌されている	食後の血糖値上昇に応じて インスリンが追加で分泌されている

インスリン療法はこの2種類の組み合わせ。基礎分泌を補う注射薬、追加分泌を補う注射薬、
または2種類の混合・配合製剤がある。

各インスリンの作用型イメージ

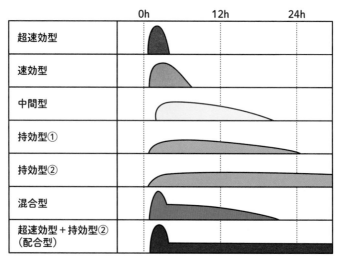

・持効型②は、42時間以上作用が続くインスリン デグルデク（商品名：トレシーバ）の作用
　型をイメージ。
・配合型は、インスリン デグルデク／インスリン アスパルト（商品名：ライゾデグ）の作用
　型をイメージ。

代表的なインスリンの種類まとめ

	一般名 (主な商品名)	投与のタイミング	主な特徴
超速効型 (追加分泌)	・インスリン グルリジン （アピドラ） ・インスリン リスプロ （ヒューマログ） ・インスリン アスパルト （ノボラピッド）	毎食直前 (5 分前～食事の直前)	作用の発現時間は速いが、持続時間は短いので毎食直前に投与する
	・インスリン リスプロ （ルムジェブ） ・インスリン アスパルト （フィアスプ）	毎食開始時 （2 分以内）	従来の超速効型よりも、作用発現までの時間が速いため、投与タイミングも「食事開始時」に遅らせる必要がある
速効型 (追加分泌)	インスリン ヒト （ヒューマリン R、ノボリン R）	毎食前 （30 分前）	食前 30 分前は利便性に欠けるため、皮下注射ではあまり使われない。輸液に混注し、持続投与されることが多い
中間型 (基礎分泌)	インスリン ヒト （ヒューマン N、ノボリン N）	朝食前 30 分以内 （状況に応じて回数を増やす）	作用が 24 時間持続しないため、使用頻度は少ない
持効型 (基礎分泌)	・インスリン グラルギン （ランタス） ・インスリン グラルギン （ランタス XR） ・インスリン デグルデク （トレシーバ）	1 日 1 回いつでも可 (投与時刻は一定にする)	ランタス XR は、ランタスを 3 倍に濃縮した製剤で、24 時間安定して作用する。インスリンデグルデクは、反復投与で 42 時間以上作用が持続する

・食事開始時とは、食事開始前の 2 分以内のこと。必要な場合は食事開始後でも可。ただし食事開始後 20 分以内に投与すること。食事摂取が安定しない患者に対して、摂取状況を見ながら投与することができる。

	一般名 (主な商品名)	投与のタイミング	主な特徴
混合型 (追加+基礎)	・インスリン ヒト混合製剤 （ノボリン 30R） ・インスリンリスプロ 　混合製剤 （ヒューマログミックス 50）	製剤により異なる （混合割合の関係）	超速効型（or 速効型）＋ 中間型の混合製剤。商品名に付いている数字は追加分泌の割合を示している。
配合型 (追加+基礎)	インスリン デグルデク／ インスリン アスパルト （ライゾデグ）	朝食直前と夕食直前 （1 日 2 回の場合）	超速効型と持効型を 3：7 で配合。インスリン デグルデクを配合することで混合製剤よりも 1 日の作用が安定して持続する
GLP-1 配合型	インスリン デグルデク／ リラグルチド （ゾルトファイ）	1 日 1 回いつでも可 （投与時刻は一定にする）	持効型 + GLP-1 受容体作動薬の配合製剤。低血糖の頻度を高めることなく、安定した血糖コントロールが期待されている。投与量は単位ではなく「ドーズ」
	インスリン グラルギン／ リキシセナチド （ソリクア）	1 日 1 回朝食前	

・混合型は成分が分離してしまうため、注射前に毎回懸濁が必要。配合型は成分が配合溶解されているため、懸濁は不要。
・細かい特徴はそれぞれ異なるため、使用の際は添付文書を確認すること。

持効型インスリン注射薬と GLP-1 注射薬の違い

	持効型インスリン注射薬	GLP-1 注射薬	配合すると…
一般名 (主な商品名)	インスリン デグルデク （トレシーバ）	リラグルチド （ビクトーザ）	商品名：ゾルトファイ
	インスリン グラルギン （ランタス）	リキシセナチド （リキスミア）	商品名：ソリクア
共通の 主な特徴	空腹時の血糖値を下げる やや低血糖リスクあり 体重が増加する可能性	食後の血糖値を下げる 低血糖リスクが少ない 体重増加を抑制する作用	低血糖・体重増加の リスクを抑えたまま 血糖コントロール改善

Memo

レバミピド錠 と ファモチジン錠

〜「防御因子増強薬」と「攻撃因子抑制薬」の違い〜

	レバミピド	ファモチジン
主な商品名	ムコスタ	ガスター
薬の分類	胃粘膜保護薬	H₂ 受容体拮抗薬※1
主な作用	PG を増加させる	胃酸の分泌を抑える

消化性潰瘍治療薬は NSAIDs と関係が深いので、一緒に勉強すると覚えやすいです！PG（プロスタグランジン）はセレコキシブの作用機序でも出てきた物質です（p.16）。

特徴や注意点

▶ PG 増加による胃の粘膜保護、損傷粘膜の修復、血流改善などの作用がある

PG の増加＝防御因子を増やす

粘膜保護

▶ 胃壁細胞で H₂ 受容体を遮断し、胃酸の分泌を抑える作用がある

胃酸の減少＝攻撃因子を減らす

胃酸減少

※1 H₂ 受容体拮抗薬は「H₂（エイチツー）ブロッカー」ともよばれ、ガイドラインや参考書では H₂RA と記載されることがある。分類名は添付文書をもとに記載しているが、正式にはヒスタミン H₂ 受容体拮抗薬（histamine H₂ receptor antagonist）。

主な用法用量	1回 100mg を 1日3回投与	1回 20mg を 1日2回投与
その他	腎機能が悪い患者でも原則、用量調整は不要[2]	高齢者や腎機能が悪い患者は用量調整が必要[3]

Memo

H₂受容体拮抗薬は「脳内にある H₂ 受容体」も遮断してしまう。この作用で中枢神経系が抑制され、せん妄や錯乱が起こる可能性がある。

まとめ

レバミピド	ファモチジン
▶胃の粘膜を保護する作用	▶胃酸の分泌を抑える作用
▶通常1日3回の投与が必要	▶通常1日2回の投与が必要
▶腎機能が悪い患者でも原則、用量調整は不要	▶高齢者や腎機能が悪い患者は用量調整が必要

木元先生の **ワンポイント講座**

　消化性潰瘍に PPI（p.142）を用いる場合、胃潰瘍では8週間、十二指腸潰瘍では6週間の投与制限があります。これらの期間で、治癒が見込めることや、強力な胃酸分泌抑制作用が長期間発揮されたときに、貧血や感染性の下痢などの懸念があるためです。

　H₂受容体拮抗薬は、PPI ほど胃酸分泌抑制作用は強くありませんが、投与期間の制限がないため、より使用しやすい薬といえます。長期的に胃酸分泌を抑制したいとき、処方頻度が高いのはファモチジンですが、腎障害のある患者さんには、肝代謝型のラフチジン（商品名：プロテカジン）がよく用いられます。

※2　直接、胃粘膜に作用するため減量はしないが、腎不全では血中濃度が上昇するため注意する。
※3　本剤は主に腎臓から排泄される。高齢者は腎機能が低下していることが多いため、薬剤の排泄が停滞し、副作用のリスクが高くなる。

オメプラゾール錠 と エソメプラゾールカプセル

～H₂ 受容体拮抗薬よりも強力な PPI の特徴～

	オメプラゾール	エソメプラゾール
主な商品名	オメプラール	ネキシウム
主な作用	プロトンポンプ阻害薬（PPI）	プロトンポンプ阻害薬（PPI）
薬の分類	胃酸の分泌を強力に抑える	胃酸の分泌を強力に抑える

PPI は、H₂ 受容体拮抗薬（前項参照）よりも胃酸の分泌を抑える作用が強い薬です[1]。オメプラゾールとエソメプラゾールは、鏡像異性体の関係です（p.54）。

オメプラゾール
の構造

R体　S体

S体のみ抽出して作られたのが
「エソメプラゾール」
↑
S オメ … エスオメ … エソメ

● 共通の作用機序

プロトンポンプ[2] を阻害し、胃酸の分泌を強力に抑える作用がある（胃酸の抑制＝攻撃因子を減らす）

※1　PPI：プロトンポンプ阻害薬（proton pump inhibitor）
※2　プロトンポンプは胃壁細胞にあり、胃酸分泌にかかわる。

主な用法用量 -------	20mg を 1 日 1 回の投与	20mg を 1 日 1 回の投与
主な特徴 -------	酸性環境下で不安定[※3]	酸性環境下で不安定
剤形の特徴 -------	腸溶錠のため粉砕不可[※4]	懸濁用の顆粒製剤がある

Memo

- エソメプラゾールは PPI で唯一、小児に適応がある。
- オメプラゾールは代謝酵素の関係で、効果に個人差が出てしまう。一方、エソ メプラゾールは、効果の個人差が小さい構造になっている。

まとめ

オメプラゾール	エソメプラゾール
▶胃酸の分泌を強力に抑える	▶オメプラゾールの改良版
▶腸溶錠のため粉砕不可	▶懸濁用の顆粒製剤がある
▶効果に個人差がある	▶効果の個人差が小さい

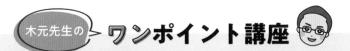

木元先生の **ワンポイント講座**

　オメプラゾールは服用後、CYP2C19 という薬物代謝酵素で分解されていきます…が、日本人の約 20％（欧米人では約 5％）はこの酵素をあまり持っておらず、薬効に個人差がありました。

　エソメプラゾールは CYP2C19 による代謝をやや受けにくいため、オメプラゾールよりも薬効に個人差がなく、使いやすい薬といえます。エソメプラゾールの使用頻度は高く、また懸濁用の顆粒製剤があることから、小児へ用いることができる PPI としても重宝されていますよ！

※3 オメプラゾールは注射薬として使うこともあるが、本剤は「強アルカリ性の薬剤」で酸性環境下で不安定である。輸液と混注した場合、配合変化を起こす可能性があるため、投与前後に生理食塩液や 5％ブドウ糖液でのフラッシュが推奨されている[1]。
※4 オメプラゾール錠以外の PPI もすべて腸溶性となっているため、錠剤は粉砕不可。PPI が腸溶性である理由は、胃酸環境で不安定になる性質があるため。腸溶錠は腸に届いてから成分が溶ける構造になっている。

ランソプラゾール OD 錠 と ボノプラザン錠

～PPI の改良版！ P-CABってどんな薬？～

	ランソプラゾール	ボノプラザン
主な商品名	タケプロン	タケキャブ
薬の分類	プロトンポンプ阻害薬（PPI）	カリウムイオン競合型 アシッドブロッカー（P-CAB）
主な作用	胃酸の分泌を強力に抑える	胃酸の分泌を最も強力に抑える

商品名の「タケ」は、武田薬品が販売していることに由来します。P-CAB の読み方は「ピーキャブ」です[※1]。H₂ 受容体拮抗薬、PPI、P-CAB はまとめて勉強した方が理解しやすいです。

特徴や注意点

▶ファモチジン（p.140）よりも、強力に胃酸の分泌を抑える

▶作用を発揮するのに数日かかる

▶代謝酵素の影響による効果の個人差が大きい

▶ランソプラゾールよりも、強力に胃酸の分泌を抑える

▶内服当日から作用を発揮する

▶代謝酵素の影響による効果の個人差が小さい

作用の強弱は、以下の順となる

ファモチジン＜ランソプラゾール＜ボノプラザン
（H₂ 受容体拮抗薬）　　　（PPI）　　　　　（P-CAB）

※1 P-CAB：カリウムイオン競合型アシッドブロッカー（potassium-competitive acid blocker）。作用機序は異なるが、PPI と同じ分類で紹介されることが多い。

主な用法用量	30mg を 1 日 1 回の投与
	20mg を 1 日 1 回の投与
剤形の特徴	腸溶錠だが、簡易懸濁できる[※2]
	普通錠で粉砕できる[※3]
その他	作用は 24 時間持続しない
	24 時間安定して作用する

Memo

- P-CAB は PPI の改良版。胃酸の分泌抑制作用が強く、持続時間も長い。
- 唯一のデメリットは、後発品がないため薬価が高いこと（執筆時点）。

まとめ

ランソプラゾール	ボノプラザン
▶ファモチジンよりも、強力に胃酸の分泌を抑える	▶ランソプラゾールよりも、強力に胃酸の分泌を抑える
▶作用発現までに数日かかる	▶内服当日から作用を発現
▶作用は 24 時間持続しない	▶24 時間安定して作用を発揮する

木元先生の ワンポイント講座

　ランソプラゾールとボノプラザンでは、作用持続時間や薬効の個人差の大小など、さまざまな違いがありますね！ 具体的な違いの 1 つに「ヘリコバクター・ピロリ菌」の除菌成功率があります！ ランソプラゾール＋抗菌薬のランサップ（販売中止）での除菌成功率は約 70%、ボノプラザン＋抗菌薬のボノサップでの除菌成功率は約 90% です！！

　ピロリ除菌に用いる抗菌薬の作用が、酸によって減弱するため、より強力に胃酸を止められるボノプラザンの方が、高い除菌成功率が期待できるんですね（かつて私はランサップを使用し、ピロリ菌除菌に失敗しました）。

※2　OD 錠なので簡易懸濁が可能。ただし、本剤には添加物としてマクロゴール 6000 を含有している。マクロゴール 6000 の凝固点は 56～61℃のため、懸濁時の温度が高いと凝固し、経管栄養チューブ閉塞の原因となる。そのため、通常よりも温度を下げた状態で懸濁することが推奨されている。また、懸濁すると細かい粒子になるが、腸溶性のコーティングとなっているため、粒子を潰さないようにする。

※3　光に対して不安定なため、粉砕後は遮光が必要。通常は遮光のフィルムコーティング錠となっているが、粉砕するとその効果が失われるため。

消化性潰瘍治療薬は大きく分けると2種類

	攻撃因子抑制薬	防御因子増強薬
分類例	H₂受容体拮抗薬 PPI、P-CAB など	胃粘膜保護薬 PG製剤など
主な特徴	胃酸分泌（胃粘膜の攻撃因子）を抑えることで、消化性潰瘍を予防する	胃粘膜液（胃酸の防御因子）を増やすことで、消化性潰瘍を予防する

細かい分類と代表薬

	代表薬（主な商品名）
H₂受容体拮抗薬 （ヒスタミンH₂受容体拮抗薬）	・ファモチジン（ガスター） ・ラフチジン（プロテカジン） ・シメチジン（タガメット） ・ロキサチジン（アルタット） ・ニザチジン（アシノン）
PPI （プロトンポンプ阻害薬）	・オメプラゾール（オメプラール） ・ランソプラゾール（タケプロン） ・ラベプラゾール（パリエット） ・エソメプラゾール（ネキシウム）
P-CAB （Kイオン競合型アシッドブロッカー）	・ボノプラザン（タケキャブ）
胃粘膜保護薬	・レバミピド（ムコスタ） ・テプレノン（セルベックス） ・ポラプレジンク（プロマック）など
PG製剤 （プロスタグランジン製剤）	・ミソプロストール（サイトテック）

攻撃因子抑制薬の違い

	H₂受容体拮抗薬 （ファモチジンなど）	PPI （エソメプラゾールなど）	P-CAB （ボノプラザン）
胃酸の抑制力	やや弱い	強い	最も強力
作用の発現時間	投与後：2～3時間	投与後：数日かかる	投与後：速やかに作用
投与回数と 作用の持続時間	1日2回の投与。作用は24時間持続する	1日1回の投与。作用は24時間持続しない	1日1回の投与。作用は24時間持続する
排泄経路	多くの薬が腎排泄型	肝代謝型	腎排泄型
注意点	高齢者や腎機能が悪い患者は、せん妄などを誘発する可能性あり	腸溶錠なので粉砕不可※	薬価が高い （執筆時、後発品なし）

※ エソメプラゾールには懸濁用顆粒製剤があり、ランソプラゾールにはOD錠がある。この2種類は簡易懸濁が可能。

防御因子増強薬の違い

	胃粘膜保護薬 （レバミピドなど）	PG製剤 （ミソプロストール）
適応	胃潰瘍・胃炎 など	NSAIDs誘発性の消化性潰瘍
主な役割	PGの産生促進作用がある	PGを補充する
主な副作用	便秘など	下痢など
妊婦への投与	有益性が上回る場合は投与可	禁忌 （経口中絶薬※として使用）

※ メフィーゴパック（ミフェプリストン／ミソプロストール）は、2023年5月から販売開始。適応は子宮内妊娠が確認された妊娠63日（妊娠9週0日）以下の者に対する人工妊娠中絶。

アスピリン錠 と プラスグレル錠
〜代表的な抗血小板薬を比較〜

	アスピリン	プラスグレル
主な商品名	バイアスピリン	エフィエント
薬の分類	抗血小板薬：COX 阻害薬	抗血小板薬：ADP 受容体遮断薬
主な適応	心筋梗塞、脳梗塞 CABG[※1]の血栓・塞栓形成の抑制	脳梗塞後の再発抑制 PCI[※2]が適用される急性冠症候群

急性冠症候群とは、冠動脈の血管壁に蓄積した粥腫（プラーク）の破綻と、血栓による冠動脈の高度狭窄を起こす病態のこと。不安定狭心症、急性心筋梗塞、虚血による心臓突然死を総称した呼び方です。

特徴や注意点

▶アスピリンは、NSAIDs（第1章参照）として働くため、出血以外に胃腸障害や腎障害などに注意

▶胃腸障害を予防するため、PPIなどの消化性潰瘍治療薬を併用することがある（前章参照）。

▶PCI後のステント血栓症予防や脳梗塞の急性期では、アスピリンとの2剤併用療法（DAPT：ダプト）が行われる[※3]

▶アスピリンとは作用機序が異なり、胃腸障害などの副作用が少ない

※1 CABG：冠動脈バイパス術（coronary artery bypass grafting）
※2 PCI：経皮的冠動脈インターベンション（percutaneous coronary intervention）。大腿動脈、橈骨動脈、腕頭動脈などの血管からカテーテルを挿入し、狭窄または閉塞した冠動脈を治療する方法。
※3 DAPT：抗血小板薬2剤併用療法（dual anti-platelet therapy）。単剤療法の場合は SAPT：サプト（single anti-platelet therapy）。

主な用法用量	100mg を 1 日 1 回投与	3.75mg を 1 日 1 回投与
術前の休薬期間	3～7 日前が目安だが 継続することもある^{※4}	14 日前が目安

Memo

アスピリンは腸溶錠なので、基本的には粉砕 NG。例外として、急性心筋梗塞や脳梗塞急性期の初期治療では、抗血小板作用の発現を急ぐため、初回投与時にはすりつぶしたり噛み砕いて服用することがある。

まとめ

アスピリン

- ▶最も使用頻度が高い抗血小板薬
- ▶COX 阻害作用があるので、胃腸障害や腎障害に注意
- ▶術前は休薬の有無を確認する

プラスグレル

- ▶PCI 後の血栓症予防などで使う
- ▶アスピリンと併用することが多い（DAPT）
- ▶術前は休薬の有無を確認する

木元先生の ワンポイント講座

みなさんが担当される患者さんには、抗血栓薬として本項で紹介のプラスグレルやクロピドグレル（商品名：プラビックス）を服用されている方が多いのではないでしょうか？ じつは、これらの薬の元祖にあたるのがチクロピジン（商品名：パナルジン）です。チクロピジンでは、重篤な肝障害や血栓性血小板減少性紫斑病（TTP）などの副作用が問題となっていました。

チクロピジンよりも重篤な副作用が起こりにくいものが、後に発売されたクロピドグレルで、そのクロピドグレルよりも個人間の薬効のばらつきが少ないものが、プラスグレルです。

このような医療の進歩、新薬の登場がある中で、数十年にわたって使われ続けているアスピリンも、また偉大な薬ですね。

※4 病態、血栓症発症リスク、出血リスクなどを考慮して継続か休薬を決める。

ワルファリン錠 と エドキサバン錠

～抗凝固薬の違い、DOAC（ドアック）～

	ワルファリン	エドキサバン
主な商品名	ワーファリン	リクシアナ
薬の分類	抗凝固薬：ビタミンK拮抗	抗凝固薬：DOAC※1
主な適応	血栓塞栓症、心房細動	非弁膜症性心房細動※2

脳血管障害など、動脈硬化を伴う血栓には「抗血小板薬」を使います。一方、不整脈など、血流の停滞で起こる血栓には「抗凝固薬」を使います。

特徴や注意点

▶納豆、クロレラ、青汁など、ビタミンKが多い食品は原則避ける※3

▶モニタリングの指標として、PT-INR※4 の測定が必要

▶腎機能が悪い患者にも使いやすい

▶ワルファリンとは作用機序が異なるため、食事の制限はない

▶モニタリングの指標はない（出血リスクは用量依存的）

▶患者の年齢や腎機能に応じた用量調整が必要

※1 DOAC（ドアック）：直接経口抗凝固薬（direct oral anti-coagulants）。ワルファリンはビタミンKと拮抗することで間接的に抗凝固作用を発揮する薬。一方、DOACは、凝固因子を直接阻害することで抗凝固作用を発揮する薬。
※2 非弁膜症性心房細動：一般的には僧帽弁狭窄症、機械弁置換術後を除いた心房細動のこと[1, 2]。
※3 相互作用により、ワルファリンのビタミンK拮抗作用が減弱するおそれがある。
※4 PT-INR：プロトロンビン時間（prothrombin time-international normalized ratio）。INRは国際標準比の意味。

主な用法用量	凝固検査値に基づき 投与量を決める	体重、腎機能、年齢、併用薬、 出血リスクを考慮して決める
作用の発現時間	12〜24 時間	1〜2 時間
作用の持続時間	2〜5 日間	9〜11 時間

Memo

エドキサバンは作用発現が速く、持続時間が短い。1 回飲み忘れると体への影響が大きくなるため、継続した投与が重要。反対にワルファリンは作用発現は遅いが、持続時間が長いため、1 回飲み忘れてもエドキサバンより現れる影響は少ない[5]。

まとめ

ワルファリン	エドキサバン
▶ 納豆や青汁などは避ける	▶ 食事の制限はない
▶ PT-INR の測定が必要	▶ モニタリングの指標はない
▶ 腎機能による用量調整は原則不要	▶ 腎機能による用量調整が必要
▶ 作用発現は遅いが持続時間は長い	▶ 作用発現は速いが持続時間は短い

木元先生の ワンポイント講座

　看護学生時代に「血漿タンパク質に薬が結合する」という説明があったこと、覚えていらっしゃいますか？ 国家試験でも出題されていましたね。ワルファリンは、他の薬と比べて、特に血漿タンパク質と結合しやすい薬です！ 薬は、血漿タンパク質と「結合していないもの」が作用部位に届けられて薬効を発現します。

　ワルファリンの血漿タンパク質との結合率は 90〜99％で、90％の場合は残りの「10％」が、99の場合は残りの「1％」が薬効を発現することになります。つまり、正常な範囲の個人差だけでも、1〜10％と薬効に 10 倍の違いがあることがわかります！ ワルファリンは個人差が大きいことを前提に、特に細かく用量調節をしていく必要のある薬です。

※5 DOAC はエドキサバンの他に、ダビガトラン（商品名：プラザキサ）、アピキサバン（商品名：エリキュース）、リバーロキサバン（商品名：イグザレルト）の計 4 種類。執筆時、いずれも後発品がないので、ワルファリンに比べて薬価が高い。それぞれの違いはまとめページ参照（p.155）。

アルテプラーゼ注射薬 と アルガトロバン注射薬

～制限時間がある抗血栓薬の違い～

	アルテプラーゼ	アルガトロバン
主な商品名	アクチバシン、グルトパ	ノバスタンHI、スロンノンHI
薬の分類	血栓溶解薬：rt-PA[※1]	抗凝固薬：抗トロンビン薬
主な適応	発症後4.5時間以内の脳梗塞 発症後6時間以内の心筋梗塞	発症後48時間以内の アテローム血栓性脳梗塞

アルテプラーゼは脳梗塞、心筋梗塞の超急性期に使う薬。梗塞の開通効果が高い反面、出血リスクも高いため、梗塞発症後に使用できる時間が制限されています。

特徴や注意点

▶血栓上のプラスミノーゲンをプラスミンに変化させ、血栓を溶解する

▶血流改善時に、出血性梗塞を起こす可能性がある[※2]

▶分類上は抗凝固薬だが、抗血小板作用も発揮し、HIT[※3]の治療にも使われる

▶急速投与で、出血性梗塞を起こすリスクが高くなる

▶心原性脳塞栓症には禁忌

出血リスクに注意

※1 rt-PA：遺伝子組み換え型組織プラスミノーゲン活性化因子（recombinant tissue plasminogen activator）
※2 脳梗塞では血管閉塞部より先の血流が途絶えるため、血管が脆弱化する。この状態で血流が改善すると、勢いのある血液が流れ込み、弱くなった血管が耐えられず破れて脳出血を起こす。この病態を、出血性梗塞とよぶ（梗塞巣に出血が見られる）。
※3 HIT：ヘパリン起因性血小板減少症（heparin-induced thrombocytopenia）。ヘパリン投与の副作用であり、血小板が活性化され凝固能が亢進する。

主な用法用量 ------

0.6mg/kg を静脈内投与。総量の10% は1～2分間で急速投与し、その後残りを1時間で投与。投与量の上限は60mg までとし、本剤の投与は発症後できるだけ早期に行う	はじめの2日間は1日60mgを適当量の輸液で希釈し、24時間かけて持続点滴静注。その後の5日間は1回10mgを適当量の輸液で希釈し、1日朝夕2回、1回3時間かけて点滴静注

Memo

- ともに出血性梗塞のリスクがあるため、用法用量を確認し投与時間を厳守する。
- アルガトロバンは投与3日目以降から用法用量が変わるので注意。

まとめ

アルテプラーゼ

▶ 発症後4.5時間以内の脳梗塞、6時間以内の心筋梗塞に適応

▶ 細かい適応基準や使用条件がある

▶ 出血性梗塞に注意

アルガトロバン

▶ 発症後48時間以内のアテローム血栓性脳梗塞に適応

▶ 心原性脳塞栓症には禁忌

▶ 出血性梗塞に注意

木元先生の ワンポイント講座

　ワンポイント講座では、オザグレル（商品名：カタクロット）にも触れていきます！　オザグレルとアルガトロバンは、ともに脳梗塞に使用される薬です。オザグレルは抗血小板作用を示し、発症5日以内の脳梗塞に、アルガトロバンは抗凝固作用を主とし発症48時間以内の脳梗塞に、それぞれ用いられています。

　ただし、脳梗塞の中でも、心房細動などが原因で生じた心原性脳塞栓症に対しては、血流再開によって脆くなった血管が破れてしまうおそれがあるため、両薬剤ともに禁忌となっています。

　また、オザグレルは、トロンボキサン合成阻害により抗アレルギー作用も示すため、経口薬（商品名：ドメナン）が気管支喘息の発作予防に用いられています。

経口抗血小板薬の代表例まとめ

	分類名	主な特徴	主な注意点・特記事項
アスピリン （バイアスピリン）	COX 阻害薬	最も処方量が多い抗血小板薬。川崎病にも適応がある	COX 阻害作用による消化性潰瘍、腎障害、アスピリン喘息に注意
クロピドグレル （プラビックス）	ADP 受容体遮断薬	アスピリンより出血リスクが少なく、COX を阻害しない	遺伝子多型により効果に個人差が出る可能性あり
プラスグレル （エフィエント）	ADP 受容体遮断薬	クロピドグレルの改良版。薬効の個人差が小さい	クロピドグレルよりも出血リスクが高いとの報告がある
シロスタゾール （プレタール）	PDE 阻害薬	血管拡張作用を持ち、慢性動脈閉塞症に適応がある	頭痛、動悸、頻脈などの副作用があり、うっ血性心不全には禁忌

PCI 後のステント血栓症予防や脳梗塞急性期では、アスピリンとプラスグレルなどの 2 剤併用療法（DAPT）が行われる。プラスグレル以外では、クロピドグレル、チカグレロル（商品名：ブリリンタ）などが併用されることがある。

アスピリン配合錠まとめ

	配合薬の分類	配合成分の特徴	その他の特徴や注意点
アスピリン／ ダイアルミネート （バファリン）	制酸緩衝剤	制酸緩衝剤は胃酸を中和する作用があり、酸から胃を守る	低用量では抗血小板作用を目的に使用し、高用量では解熱鎮痛作用を目的に使用する
アスピリン／ ランソプラゾール （タケルダ）	PPI	胃酸分泌を強力に抑制し胃への攻撃因子を減らす（p.142）	1 日 1 回の投与で OK だが、作用は 24 時間持続しない
アスピリン／ ボノプラザン （キャブピリン）	P-CAB	PPI より強力に胃酸分泌を抑制し胃への攻撃因子を減らす（p.144）	1 日 1 回の投与で OK。安定した作用が 24 時間持続する
アスピリン／ クロピドグレル （コンプラビン）	抗血小板薬	アスピリンとは異なる作用機序の抗血小板薬で、出血リスクが低い	遺伝子多型により、効果に個人差が出る可能性あり

抗凝固薬の代表例まとめ

	分類	主な適応	主な注意点・特記事項
ワルファリン （ワーファリン）	クマリン系薬	・血栓塞栓症 ・すべての心房細動	納豆や青汁など、ビタミンKが豊富な食材は避ける
DOAC （4種類：下表参照）	下表参照	非弁膜症性心房細動	腎機能による制限あり
未分画ヘパリン （ヘパリン）	アンチトロンビンⅢ作動薬	播種性血管内凝固症候群（DIC）。血管カテーテル挿入時の血栓塞栓症	ヘパリン起因性血小板減少症（HIT）に注意
アルガトロバン （ノバスタンHI）	直接トロンビン阻害薬	発症後48時間以内のアテローム血栓性脳梗塞	心原性脳塞栓症には禁忌

DOAC 4種類の特徴まとめ

	エドキサバン （リクシアナ）	アピキサバン （エリキュース）	リバーロキサバン （イグザレルト）	ダビガトラン （プラザキサ）
分類	直接Xa因子阻害薬			直接トロンビン阻害薬
主な適応	①非弁膜症性心房細動 ②静脈血栓塞栓症 ③下肢整形外科手術患者の静脈血栓塞栓症	①非弁膜症性心房細動 ②静脈血栓塞栓症	①非弁膜症性心房細動 ②静脈血栓塞栓症 ※下肢血行再建施行後の末梢動脈疾患（2.5mg錠のみ）	①非弁膜症性心房細動
腎機能 Ccrの 禁忌値	①② 15mL/min 未満 ③ 30mL/min 未満	① 15mL/min 未満 ② 30mL/min 未満	① 15mL/min 未満 ② 30mL/min 未満	① 30mL/min 未満
投与回数	1日1回	1日2回	1日1回	1日2回

リバーロキサバンはDOACで唯一小児に②の適応がある。小児における腎機能の制限はeGFR 30mL/min/1.73m² 未満。

抗凝固薬 3 剤の比較

	ワルファリン （ワーファリン）	エドキサバン （リクシアナ）	未分画ヘパリン （ヘパリン）
分類	クマリン系薬	Xa 因子阻害薬：DOAC	アンチトロンビンⅢ 作動薬
主な適応	・血栓塞栓症（静脈 血栓症、冠動脈塞栓 病、脳塞栓症など） ・すべての心房細動	①非弁膜症性心房細動 ②静脈血栓塞栓症 ③下肢整形外科手術患者 の静脈血栓塞栓症	・播種性血管内凝固症候 群（DIC） ・血管カテーテル挿入時 ・血栓塞栓症
食事制限	納豆、青汁、クロレ ラなどビタミン K の 含有量が多い食品	なし	なし
モニタリング	PT -INR	なし	APTT
作用発現時間	遅い（12〜24 時間）	速い（約 1〜2 時間）	即効性（数分）
作用持続時間	長い（2〜5 日）	短い（9〜11 時間）	とても短い（2〜3 時間）
拮抗薬 （主な商品名）	プロトロンビン製剤 （ケイセントラ） ビタミン K 製剤 （ケイツ -N）	アンデキサネット （オンデキサ）	プロタミン （一般名と同じ）
腎機能制限 Ccr の禁忌値	原則、制限なし	① ② 15mL/min 未満 ③ 30mL/min 未満	原則、制限なし
妊婦への投与	禁忌	有益性が上回る場合は可	有益性が上回る場合は可

DOAC が使えないケース

- 僧帽弁狭窄症
- 機械弁置換術後
- Ccr 15mL/min 未満

　この場合はワルファリンを使う

・執筆時点で、DOAC は後発品がないため、ワルファリンに比べて価格が高い。患者の社会
　的側面も考慮する。
・術前にワルファリンからヘパリン置換（ブリッジ）をすると「大出血リスクが上昇する」と
　いう報告がある[1]。

Memo

セファゾリン注射薬 と セフトリアキソン注射薬
〜使用頻度が高いセフェム系抗菌薬〜

	セファゾリン	セフトリアキソン
主な商品名	セファメジンα	ロセフィン
薬の分類	第 1 世代セフェム系抗菌薬	第 3 世代セフェム系抗菌薬
主な適応	術後の創感染、皮膚感染症など	肺炎、尿路感染症など

名前に「セフ」が付くセフェム系抗菌薬は世代別に分かれています。開発時期や作用の特性による分類なので「後の世代の方が優れている」というわけではありません。特に使用頻度が高い 2 つの薬を見ていきましょう。

特徴や注意点

- ▶皮膚表面に常在している黄色ブドウ球菌などに有効[※1]
- ▶SSI（手術部位感染）予防で使う
- ▶併用注意薬に、フロセミド（p.112）やワルファリン（p.150）などがある[※2]

- ▶肺炎や尿路感染症など幅広い病態に適応がある
- ▶Ca 含有の注射薬や輸液と同時に投与しないこと[※3]

黄色ブドウ球菌

ビーフリード、エルネオパ NF
などの輸液は NG

※1 セファゾリンは、MSSA（メチシリン感性黄色ブドウ球菌）感染に対する第一選択薬。
※2 フロセミドとの併用時は腎障害増強のおそれがあり、ワルファリンとの併用時はワルファリン作用増強のおそれがある。
※3 新生児に、本剤と Ca を含有する注射薬または輸液を同一経路から同時に投与した場合に、肺および腎臓などに生じた結晶により、死亡に至った症例が報告されている（添付文書より）。

主な用法用量 ………	1gを1日2回に分けて 点滴静注[4]	1〜2gを1日1回 または2回に分けて点滴静注[5]
腎機能による違い ……	腎機能が悪い患者は 用量調整が必要	腎機能が悪い患者にも 使いやすい[6]

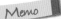

Memo

セフトリアキソンは1日1回（24時間）の間隔で投与できるため、患者も医療者も負担が少ない。病態によっては、外来通院でも対応可能。

まとめ

セファゾリン

- ▶周術期のSSI予防で使う
- ▶フロセミドなどの薬と併用注意
- ▶腎機能が悪い患者は用量を調整

セフトリアキソン

- ▶肺炎や尿路感染症など適応が広い
- ▶Ca含有の輸液・薬剤と併用しない
- ▶腎機能が悪い患者でも使いやすい

木元先生の ワンポイント講座

　ペニシリン系、セフェム系など、抗菌薬には○○系と名前のつくものが多く混乱してしまいますよね。じつはペニシリン系、セフェム系、カルバペネム系などは「β-ラクタム系」といって、同じ作用機序を示す一つのグループです。

　これらの薬は、細菌の細胞壁合成を阻害し、壁が薄くなった細菌の破裂を誘発することで、殺菌作用を示します。なので、もともと細胞壁を持っていない、マイコプラズマのような菌には殺菌作用を発揮できません。マイコプラズマには、細菌のタンパク質合成を阻害する、マクロライド系やテトラサイクリン系の抗菌薬を使用します。

※4　緩徐に静脈内に注射、または筋肉内注射も可能。
※5　適応外だが、筋肉内注射で投与されることもある。
※6　多くの抗菌薬は薬効成分が腎臓から排出されるが、セフトリアキソンは肝臓での代謝量も多いため、腎機能が悪い患者にも使いやすい。ただし、重度の腎機能低下症例では、セフトリアキソン脳症の発症に注意する。

スルバクタム／アンピシリン配合薬 と タゾバクタム／ピペラシリン配合薬

～合成ペニシリン製剤を比較～

	スルバクタム／アンピシリン	タゾバクタム／ピペラシリン
主な商品名	スルバシリン[※1]	タゾピペ、ゾシン
薬の分類	ペニシリン系抗菌薬	ペニシリン系抗菌薬
主な適応	肺炎、肺膿瘍、腹膜炎など	肺炎、敗血症など

配合薬は、名前が長くて覚えにくいですよね。アンピシリン、ピペラシリンは「ペニシリン製剤」で、それぞれ単剤もあります。ところが、ペニシリンには耐性菌が確認されています。合成薬は、耐性菌の働きを無効にし、ペニシリン本来の作用を発揮させるための薬です。

特徴や注意点

▶嫌気性菌[※2]に抗菌活性があり、誤嚥性肺炎や肺膿瘍などに効果を発揮する

▶腸管内の嫌気性菌にも抗菌活性があるため、消化器系の疾患でも使われる

▶幅広い適応を持ち、嫌気性菌や、院内感染の原因となる緑膿菌に抗菌活性あり

▶緑膿菌の感染や、重症化リスクが高い患者に使うことが多い

誤嚥性肺炎

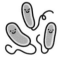

緑膿菌

※1 同効薬でユナシン-S、ユーシオン-S、ピシリバクタ、ピスルシン、ユナスピンなど多数あり。
※2 生育に酸素を必要としない菌のことを「嫌気性菌」とよび、酸素を必要とする菌のことを「好気性菌」よぶ。

主な用法用量	1日6gを2回に分けて点滴静注[※3]	1回4.5gを1日3回点滴静注[※4]
その他	経口避妊薬との併用で、避妊効果が減弱した報告がある	薬剤の性質上、溶解に時間がかかる

Memo

抗菌薬の選択は、薬剤感受性試験や重症化リスクなど、状況に応じて総合的に判断される。そのため、特定の菌に対し、いつも同じ抗菌薬を使うとは限らない。

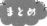
まとめ

スルバクタム／アンピシリン

- ▶ 誤嚥性肺炎などに使う
- ▶ 嫌気性菌にも有効
- ▶ 消化器系の疾患でも使う

タゾバクタム／ピペラシリン

- ▶ 重症感染症などに使う
- ▶ 嫌気性菌、緑膿菌にも有効
- ▶ 薬剤が溶けにくい

木元先生の ワンポイント講座

　抗菌薬を学んでいると、「β-ラクタマーゼ」という用語がよく出てきますね。スルバクタムやタゾバクタム、クラブラン酸は「β-ラクタマーゼ」を阻害する薬です。

　β-ラクタマーゼとは、β-ラクタム系（ペニシリン系、セフェム系など）の抗菌薬を分解してしまう酵素です！ 抗菌薬 VS 細菌の長い歴史の中で、一部の細菌が身を守るためにこの分解酵素を保有するようになり、耐性菌が生まれました。

　スルバクタムやタゾバクタムといった「β-ラクタマーゼ阻害薬」は、そうした細菌の耐性機構を解除し、ペニシリン系やセフェム系抗菌薬による薬理作用をサポートします！ 歴史上、「人間が抗菌薬を使う→菌が耐性を獲得する」を繰り返しているので、特に抗菌薬はむやみに使用しないことも大切です。

※3　重症感染症の場合は、必要に応じて適宜増量することができるが、1回3g、1日4回（12g/日）を上限とする。膀胱炎の場合、1日3gを2回に分けて投与など、疾患によって用法用量が異なる。
※4　肺炎の場合、症状や病態に応じて1日4回に増量できる。なお、必要に応じて、緩徐に静脈内注射することもできる。腎盂腎炎・複雑性膀胱炎では1日2回投与など、疾患によって用法用量が異なる。

メロペネム注射薬 と セフメタゾール注射薬

～ESBL 産生菌に有効な抗菌薬～

	メロペネム	セフメタゾール
主な商品名	メロペン	セフメタゾン
薬の分類	カルバペネム系抗菌薬	第2世代セフェム系抗菌薬
主な適応	敗血症、化膿性髄膜炎など	腹膜炎、子宮内感染など

メロペネムは「抗菌薬の切り札」とよばれるほど、適応の幅が広いという特徴があります。メロペネムもセフメタゾールも「ESBL 産生菌」[※1] に抗菌活性を持つ数少ない抗菌薬です。

特徴や注意点

▶抗菌薬が効きにくい嫌気性菌、緑膿菌、ESBL 産生菌に抗菌活性を持つ超広域スペクトル[※2]の抗菌薬

▶重症化リスクが高い患者に使うことが多い

▶腸管内の嫌気性菌に有効で、下部消化管の周術期で使用することがある

▶ESBL 産生菌に抗菌活性があるため、重症化リスクが低ければ、メロペネムを温存して使用可能[※3]

※1 ESBL：基質特異性拡張型ベータラクタマーゼ（extended-spectrum β-lactamase）。院内感染の原因菌となる。ペニシリンなどのβ-ラクタム環を持つ抗菌薬を分解する酵素のことで、多くの抗菌薬に耐性を持つ。
※2 スペクトル：各抗菌薬がどの細菌に抗菌活性を持つかの範囲を示したもの。広域ほど、多くの細菌に効果を発揮する。同じ意味で「スペクトラム」ともよばれる。
※3 広域スペクトルを持つ抗菌薬は、重症例でなければ頻用しない。

主な用法用量	1日0.5〜1gを2〜3回に分けて30分以上かけて点滴静注	1日1〜2gを2回に分けて点滴静注または静脈内注射
その他	バルプロ酸（p.174）と併用禁忌[※4]	投与期間中および投与後少なくとも1週間は飲酒を避ける[※5]

Memo

メロペネムなどの広域スペクトルの抗菌薬を使うときは、耐性菌リスクを避けるため代替可能な薬剤の選択、早期のデ・エスカレーション[※6]が推奨されている（p.169）。

まとめ

メロペネム

▶重症感染症に使う
▶超広域スペクトルを持つ
▶バルプロ酸と併用禁忌

セフメタゾール

▶ESBL産生菌に抗菌活性がある
▶下部消化管の周術期でも使う
▶投与後1週間は飲酒を避ける

木元先生の ワンポイント講座

抗菌薬は、妊婦への投与が「可能なもの」と「禁忌なもの」に分かれていますね。これらの使い分けの大まかな考え方ですが、細菌の細胞壁合成を阻害するペニシリン系やセフェム系の抗菌薬は、妊婦には比較的安全に投与できます。なぜなら、細胞「壁」はヒトの細胞には存在しない部位であり、細胞壁合成の阻害というだけで、細菌に対して選択的に作用するからです（胎児の細胞にも干渉しにくい）！

反対に、細菌のDNA合成を阻害していくような抗菌薬は、ニューキノロン系しかり、サルファ薬しかり、妊婦への投与が禁忌とされているものばかりです。妊婦への投与の可否は、作用機序から推測することもできますね。

※4 本剤との併用により、バルプロ酸の血中濃度が低下し、てんかん発作が再発することがある。
※5 機序は明らかではないが、飲酒により、ジスルフィラム様作用（顔面潮紅、心悸亢進、めまい、頭痛、嘔気など）が現れることがある。ジスルフィラム（商品名：ノックビン）は、慢性アルコール中毒に対する抗酒療法で使う薬。
※6 広域スペクトルから狭域スペクトルの抗菌薬に変更すること。

レボフロキサシン静注液 と バンコマイシン注射薬
～滴下時間に注意が必要な抗菌薬～

	レボフロキサシン	バンコマイシン
主な商品名	クラビット	バンコマイシン
薬の分類	ニューキノロン系抗菌薬	グリコペプチド系抗菌薬
主な適応	肺炎、尿路感染症、消化管の感染	敗血症、MRSA[※1] 感染症など

バンコマイシンの注射薬は、MRSA の治療薬として有名ですが、経口薬は CD 腸炎[※2] の重症例で使います。レボフロキサシンは経口薬でも有名ですね。

特徴や注意点

▶広域スペクトルの抗菌薬で、緑膿菌などにも抗菌活性がある

▶結核菌にも感受性がある

▶妊娠または妊娠の可能性がある患者、小児への投与は禁忌

▶さまざまな病態において MRSA の第一選択薬

▶経口薬は CD 腸炎の重症例で使う[※3]

▶腎機能に応じた投与量の調整が必要

※1 MRSA：メチシリン耐性黄色ブドウ球菌（methicillin-resistant staphylococcus aureus）
※2 CD：クロストリディオイデス ディフィシル（clostridioides difficile）。抗菌薬の投与により、正常な腸内環境が減少し、菌交代が起こることで増殖する腸内細菌。CD は毒素を出し腸粘膜を損傷させるため、下痢を伴う腸炎を引き起こす。経口バンコマイシンは消化管で吸収されない特性があるため、腸管内の CD 菌を直接叩くことができる。
※3 非重症例での第一選択薬は、メトロニダゾール（p.167）。

主な用法用量	1回500mgを1日1回 約60分かけて点滴静注	1回1gを12時間ごとに 60分以上かけて点滴静注
投与時間の理由	急速投与で 血圧低下のおそれあり	急速投与で レッドマン症候群[※4]の おそれあり

Memo

- レボフロキサシンは、一定の血中濃度を超えることで作用を発揮する「濃度依存型」の抗菌薬なので、1日1回高用量で投与する[※5]。
- バンコマイシンはTDM[※6]を行うため定期的な採血が必要。

まとめ

レボフロキサシン	バンコマイシン
▶適応菌が多い抗菌薬	▶多くのMRSAで第一選択薬
▶緑膿菌にも有効	▶経口薬はCD腸炎に有効
▶約60分かけて投与する	▶60分以上かけて投与する

木元先生の ワンポイント講座

　治療・回復に時間がかかる、やっかいな感染症のひとつに結核があります。結核はイソニアジド（商品名：イスコチン）などを用いた多剤併用療法や、こまめに服薬確認を行う直接監視下短期化学療法（DOTS）が行われますね。最低でも6カ月は服薬を継続しなければなりません。

　もしも、結核と診断される前に、一般的な肺炎と誤診されて、レボフロキサシン（商品名：クラビット）が投与されると、結核にも一定の抗菌作用を示すため、症状が消失し、結核の徴候が隠れてしまいます。これは、結核の発見の遅れや、レボフロキサシンへの耐性獲得につながってしまうため問題視されています。

※4 短時間での投与によりヒスタミンが過剰に放出され、顔や首、上半身などに紅斑や掻痒感、血圧低下などの症状が出現する。1.0g以上の用量では0.5g増えるごとに30分を目安に滴下時間を延長する。
※5 多くの抗菌薬は「時間依存型」で、長時間一定の濃度を保つことで作用を発揮する。このため1日2～3回に分割投与する。
※6 TDM：薬物血中濃度モニタリング（therapeutic drug monitoring）。バンコマイシンは有効域と毒性域の範囲が狭いため、濃度が低すぎると効果を発揮できず、高すぎると副作用のおそれがある。

代表的な静注セフェム系抗菌薬

	一般名（主な商品名）	主な特徴
第1世代	セファゾリン （セファメジンα）	グラム陽性菌に抗菌活性が強く、皮膚の感染症や術後の SSI 予防に使う
第2世代	セフォチアム （パンスポリン）	第1世代に比べ、グラム陽性菌の抗菌活性は低下するが、グラム陰性菌にも抗菌活性を持つ
第2世代	セフメタゾール （セフメタゾン）	ESBL 産生菌、嫌気性菌に抗菌活性あり
第3世代	セフトリアキソン （ロセフィン）	グラム陰性菌に抗菌活性が強く、尿路感染症や市中肺炎など幅広く使用される
第3世代	セフタジジム （一般名と同じ）	緑膿菌に抗菌活性あり
第4世代	セフェピム （マキシピーム）	グラム陽性菌にもグラム陰性菌にも幅広く適応。緑膿菌、AmpC 産生菌に抗菌活性あり
第4世代	タゾバクタム／セフトロザン （ザバクサ）	グラム陰性菌に強い抗菌活性を持つ。緑膿菌、ESBL 産生菌に抗菌活性あり

・後の世代ほど「良い薬」というわけではなく、標的菌の違いや開発時期による区分である。
・第1世代はグラム陽性菌への作用が強く、第3世代はグラム陰性菌への作用が強い特徴がある。

第1世代　第2世代　第3世代　　　　　第4世代

青：グラム陽性菌への作用

赤：グラム陰性菌への作用

グラム陽性菌にもグラム陰性菌にも強い抗菌活性を持ち、セフェム系で最も抗菌範囲が広い

イラストは大まかな作用のイメージで、薬剤ごとにそれぞれ特徴が異なる。

代表的な静注ペニシリン系抗菌薬

	一般名（主な商品名）	主な特徴
単剤	アンピシリン （ビクシリン）	腸球菌や一部のグラム陰性菌に抗菌活性がある
	ピペラシリン （ペントシリン）	緑膿菌に抗菌活性がある
合剤	スルバクタム／アンピシリン （スルバシリン）	嫌気性菌に抗菌活性があり、誤嚥性肺炎や肺膿瘍、腸管内の感染症に使うことがある
	タゾバクタム／ピペラシリン （タゾピペ）	広域の抗菌活性を持ち、尿路感染症や肺炎、敗血症など幅広い適応がある。主成分はピペラシリンなので、緑膿菌にも抗菌活性がある

スルバクタムやタゾバクタムは「β-ラクタマーゼ阻害薬」として働く。β-ラクタマーゼは抗菌薬の作用を無効化してしまう。それぞれペニシリン製剤に配合することで、ペニシリン本来の作用を発揮させる。

その他、代表的な抗菌薬

	一般名（主な商品名）	主な特徴
ニューキノロン系	レボフロキサシン （クラビット）	幅広い適応があり、緑膿菌や結核にも抗菌活性を持つ。妊婦に禁忌
カルバペネム系	メロペネム （メロペン）	「抗菌薬の切り札」とよばれるほど幅広い適応がある。耐性菌を作らないために、乱用は避ける
ニトロイミダゾール系	メトロニダゾール （アネメトロ）	嫌気性菌に抗菌活性を持つ。非重症例における CD 腸炎の第一選択。抗原虫薬としても使用される
グリコペプチド系	バンコマイシン （一般名と同じ）	多くの状況で MRSA の第一選択薬。経口薬は重症例における CD 腸炎の第一選択薬

覚えておきたい菌とその菌への抗菌活性を持つ代表薬

	主な特徴	代表薬（主な商品名）
嫌気性菌	口腔内や腸管内に常在し、誤嚥性肺炎や肺膿瘍、腹膜炎などの原因になる	・スルバクタム／アンピシリン（スルバシリン） ・タゾバクタム／ピペラシリン（タゾピペ） ・セフメタゾール（セフメタゾン） ・メトロニダゾール（アネメトロ） ・メロペネムなど、カルバペネム系全般
緑膿菌	抵抗力が弱い高齢者や術後患者が感染しやすい（日和見感染）。院内感染の原因になる	・レボフロキサシン（クラビット） ・シプロフロキサシン（シプロキサン） ・ピペラシリン（ペントシリン） ・タゾバクタム／ピペラシリン（タゾピペ） ・セフタジジム（一般名と同じ） ・セフェピムなど、第4世代セフェム ・ゲンタマイシン（ゲンタシン） ・アミカシン（一般名と同じ） ・メロペネムなど、カルバペネム系全般
ESBL 産生菌	多くの抗菌薬に耐性を持ち院内感染の原因になる	・セフメタゾール（セフメタゾン） ・タゾバクタム／セフトロザン（ザバクサ） ・タゾバクタム／ピペラシリン（タゾピペ） ・メロペネムなど、カルバペネム系全般
CD	抗菌薬投与による菌交代によって CD 腸炎を発症することが多い。院内感染の原因になる	・バンコマイシン［経口薬のみ有効］ ・メトロニダゾール（アネメトロ、フラジール） ・フィダキソマイシン（ダフクリア）
MRSA	メチシリン耐性黄色ブドウ球菌。院内感染の原因になる	・バンコマイシン（一般名と同じ） ・テイコプラニン（タゴシッド） ・リネゾリド（ザイボックス） ・ダプトマイシン（キュビシン）

・ESBL 産生菌に対するタゾバクタム／ピペラシリンの効果は「データ不十分」とする意見もある。また、フロモキセフ（商品名：フルマリン）も ESBL 産生菌に効果がある可能性あり。
・抗菌薬投与時は、CD 腸炎の予防としてビオフェルミン R などの耐性乳酸菌製剤や、ミヤBM などの酪酸菌製剤を併用することがある。
・スルバクタム／アンピシリン、タゾバクタム／ピペラシリン、タゾバクタム／セフトロザンは、いずれも配合薬。

抗菌薬の選び方・途中で変更する理由

	経験的治療（empiric therapy）	標的治療（definitive therapy）
選択場面	初回の抗菌薬開始時、まだ培養結果が出ていないとき	培養結果が出て、原因菌が明確なとき
抗菌薬の種類	広域スペクトルの抗菌薬	狭域スペクトルの抗菌薬
理由	培養結果が出ないうちは、原因菌がわからないため、多くの菌に対応できるように適応範囲が広い抗菌薬を使う	培養結果が出た後は、原因菌と活性のある抗菌薬が明確になるので、速やかに薬剤を変更する。薬剤変更の理由は、耐性菌を作らないため

スペクトル：抗菌薬が有効な「菌種の幅」のこと。

デ・エスカレーションとは？

経験的治療から標的治療に切り替えることを「デ・エスカレーション」とよぶ。デ（de）は「降下する、低下する」の意味。

エスカレーション：ビジネス用語では、上位の管理者に対応を依頼することをいう。

エスカレーションの場合

上司

部下たち

下から上に対応を依頼する

デ・エスカレーションの場合

上司

部下たち

上から下に対応を依頼する

抗菌薬の場合は…

広域スペクトルの抗菌薬
（多くの菌に対応）

（耐性菌を作らないために）
培養結果が出たら速やかに
狭域抗菌薬に変更する

狭域スペクトルの抗菌薬
（ターゲットを狙い撃ち）

ミダゾラム注射薬 と プロポフォール注射薬

～深い鎮静で使う薬～

	ミダゾラム	プロポフォール
主な商品名	ドルミカム	ディプリバン
薬の分類	ベンゾジアゼピン系 全身麻酔薬	イソプロピルフェノール系 全身麻酔薬
主な適応	全身麻酔の導入および維持 人工呼吸中の鎮静	全身麻酔の導入および維持 人工呼吸中の鎮静

2つとも昔からよく使われてきた鎮静薬。内視鏡での検査から人工呼吸器管理まで、鎮静が行われる幅広い場面で活躍する薬です。次項のデクスメデトミジン（p.172）を含めて、鎮静薬は併用することもあります。

特徴や注意点

- ▶速効性があり、鎮静作用が強い（鎮痛作用はない）
- ▶過鎮静や呼吸抑制に注意（循環動態への影響は少ない）
- ▶ベンゾジアゼピン系の薬は、せん妄の誘引になる可能性がある[1]

- ▶速効性があり、鎮静作用が強い（鎮痛作用はない）
- ▶呼吸抑制に加えて、循環動態の変動や感染に注意[2]
- ▶プロポフォール注入症候群に注意[3]

※1 せん妄を発症し、せん妄期間が長くなると、認知機能低下や廃用症候群などをきたし、予後が悪くなる。
※2 血管拡張作用があるため、血圧低下や頻脈など循環動態が変動する可能性がある。脂肪乳剤は細菌汚染のリスクが高く、12時間おきに輸液ラインの交換が推奨されている。
※3 プロポフォール注入症候群：治療抵抗性の徐脈、脂質異常症、横紋筋融解症、代謝性アシドーシスなどの症状が現れる。少量、短時間の投与でも発症することがあり、これらの症状が現れたら早急に医師に報告し、投与を中止する。

主な用法用量	概要欄参照[4]	概要欄参照[6]
作用の発現時間	30秒～5分程度	30秒～2分程度
覚醒の目安	最短30分程度[5]	最短5分程度

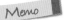

過鎮静は、早期抜管の遅延や認知機能の低下を招くおそれがあるため、常に鎮静スケール（RASS）で評価し、鎮痛薬と併用して過量投与を防ぐ。

まとめ

ミダゾラム

▶速効性があり、鎮静作用が強い

▶呼吸抑制やせん妄に注意
（循環動態への影響は少ない）

▶投与期間が長くなると、
覚醒が遅延する可能性あり

プロポフォール

▶速効性があり、鎮静作用が強い

▶呼吸抑制、循環動態、感染、
プロポフォール注入症候群に注意

▶覚醒時間が早く、薬を調整しや
すい

木元先生の **ワンポイント講座**

　ミダゾラムは、ベンゾジアゼピン系の全身麻酔薬です！ ベンゾジアゼピンという言葉は、第4章「睡眠薬」でも学びましたね。この、ベンゾジアゼピン系の薬というのは、神経の興奮を鎮める作用を示し、睡眠薬、抗不安薬、そして全身麻酔薬と、本当に幅広く活用されています。もしも、ベンゾジアゼピン系薬の過量投与によって「呼吸抑制」が生じた際には、ベンゾジアゼピン受容体拮抗薬のフルマゼニル（商品名：アネキセート）で対応します！

　一方、プロポフォールによってプロポフォール注入症候群など、重篤な副作用が現れた際の解毒薬はありません（プロポフォールの投与中止や対症療法を行います）。プロポフォールによる重篤な副作用は、小児で生じる頻度がやや高く、小児への投与は禁忌となっていることも覚えておくとよいでしょう。

※4 初回用量は0.03mg/kgを少なくとも1分以上かけて静脈内に投与。維持用量は0.03～0.18mg/kg/hの範囲が推奨されている。
※5 投与期間が長くなると、覚醒が遅延する可能性あり。
※6 初回用量は0.3mg/kg/hの速度で持続注入にて静脈内に投与。通常、0.3～3.0mg/kg/hの投与速度で適切な鎮静深度が得られる。

デクスメデトミジン注射薬 と ジアゼパム注射薬

～浅い鎮静で使う薬～

	デクスメデトミジン	ジアゼパム
主な商品名	プレセデックス	セルシン、ホリゾン
薬の分類	α_2作動性鎮静薬	抗不安・抗痙攣・鎮静薬 （ベンゾジアゼピン系）
主な適応	人工呼吸中および離脱後の鎮静 非挿管時の鎮静	てんかん重積状態の痙攣抑制 （初期治療で使用）

デクスメデトミジンは、前項のミダゾラム、プロポフォールと並び「三大鎮静薬」といわれています。ジアゼパムは内視鏡検査での鎮静や、てんかん重積状態など、さまざまな場面で使われる薬です。

特徴や注意点

▶浅い鎮静作用に加えて、軽度の鎮痛作用がある[※1]

▶GABA 受容体への作用がないため、せん妄や呼吸抑制を起こしにくい[※2]

▶徐脈や低血圧など循環動態の変化に注意[※3]

▶内視鏡検査での鎮静、てんかん重積状態などに使う

▶ベンゾジアゼピン系薬のため、せん妄を誘発する可能性あり

▶配合変化を起こしやすいので、単剤で投与する

[※1] 日本では投与量の制限があり、高用量で投与することができない。このため、深い鎮静を得ることが難しい。
[※2] 前項のミダゾラムやプロポフォールは、GABA 受容体に働き中枢神経系を抑制することで、せん妄や呼吸抑制を発症すると考えられている。一方、デクスメデトミジンは青斑核に作用するため、睡眠時に近い状態を作り、せん妄や呼吸抑制を起こしにくい。
[※3] 徐脈が起こった場合、拮抗薬としてアトロピン注射薬を使用することがある。

主な用法用量	6 μg/kg/h の投与速度で 10 分間、静脈内へ持続注入[※4]	10mg を筋肉内または静脈内に できるだけ緩徐に注射[※5]
覚醒の目安	使用中も呼びかけで 覚醒可能	使用中も呼びかけで 覚醒可能[※6]

Memo

デクスメデトミジンは（適応外だが）術後せん妄の予防で用いることがある。ジアゼパムは消失半減期が長く、鎮静深度の調節が難しいため、麻酔導入に用いられることはほとんどない。

まとめ

デクスメデトミジン

▶ 浅い鎮静作用に加えて、軽度の
　鎮痛作用がある

▶ せん妄や呼吸抑制は起こしにくい

▶ 徐脈や低血圧に注意

ジアゼパム

▶ 内視鏡検査での鎮静、てんかん
　重積状態の初期治療などに使う

▶ せん妄を誘発する可能性あり

▶ 配合変化を防ぐため単剤で投与

木元先生の ワンポイント講座

　デクスメデトミジンは、α₂受容体を刺激する鎮静薬です。α、そして刺激、と聞くと「交感神経を興奮させる薬なのかな？」と連想されるかなと思いますが、デクスメデトミジンは、他のαやβ刺激薬とはまったく異なる働き方をします！　α₂受容体は、確かに交感神経とかかわりが深いのですが、「刺激することで、ノルアドレナリンの放出にブレーキをかける」受容体なのです（p.176）。この受容体は、刺激されればされるほど、放出されるノルアドレナリンは減少し、交感神経および身体活動が鎮静化に向かいます。その他のα₂刺激薬には、血圧を下げるクロニジン（商品名：カタプレス）や、眼圧を下げるアプラクロニジン（商品名：アイオピジン）などがあります。

※4　記載の用量は初回負荷投与。維持用量として 0.2〜0.7 μg/kg/h の範囲で持続注入する。
※5　使用目的、疾患の種類、症状の程度、年齢および体重などを考慮して用いる。
※6　内視鏡検査で使用した場合、1〜2時間は安静にするよう説明する。

レベチラセタム錠 と バルプロ酸 SR 錠
～代表的な抗てんかん薬の違い～

	レベチラセタム	バルプロ酸 SR
主な商品名	イーケプラ	デパケン R、セレニカ R[※1]
薬の分類	抗てんかん薬	抗てんかん薬
主な適応	てんかんの部分発作	てんかんの全般発作

● てんかん発作の種類

> 部分発作：大脳半球の一部で過剰興奮が起こる発作
> 全般発作：両側の大脳半球で広範囲に過剰興奮が起こる発作

特徴や注意点

- ▶ てんかん部分発作の第一選択薬
- ▶ 他の抗てんかん薬で、効果が認められない際に使用することがある[※2]
- ▶ 腎機能が低下している患者には用量調整が必要

- ▶ てんかん全般発作の第一選択薬
- ▶ 催奇形性があるため、妊娠可能年齢の女性には他剤を優先（p.178）
- ▶ カルバペネム系の抗菌薬（p.162）と併用禁忌

部分発作には、意識障害を伴う発作と伴わない発作がある

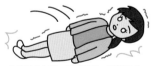

全般発作には、強直発作、間代発作、ミオクロニー発作など、さまざまな種類がある（p.178）

※1 R、SR は徐放性製剤を表す（p.108）。
※2 他の抗てんかん薬とは作用機序が異なる。強直間代発作に、他の抗てんかん薬との併用療法として使用する。

主な用法用量	1,000mgを 1日2回に分けて投与	400〜1,200mgを 1日1〜2回に分けて投与
作用の発現時間	1時間以内	該当資料なし
作用の持続時間	6〜8時間	該当資料なし

Memo

- レベチラセタムの注射薬は「15分かけて点滴静注」する必要がある[※3]。
- バルプロ酸は片頭痛や双極性障害（双極症）の躁状態にも適応がある。

まとめ

レベチラセタム	バルプロ酸 SR
▶部分発作の第一選択薬	▶全般発作の第一選択薬
▶難治性のてんかんにも有効	▶妊娠可能年齢の女性は他剤優先
▶注射薬は15分かけて投与する	▶片頭痛や双極性障害にも使われる

木元先生の **ワンポイント講座**

　バルプロ酸は、デパケンか？ セレニカか？ 普通錠か？ 徐放錠（SR、Rとつくもの）か？ などで、取り扱いが変わる薬です。とにかくややこしい！ デパケンの一包化は、普通錠はNGで、徐放錠ならOKです。ところが、セレニカの徐放錠だと一包化はNGで、徐放錠なら一包化してOKというわけでもありません。利便性の違い、薬の効き方や血中濃度の推移の違いなどから、個々に合ったバルプロ酸が選ばれています。

　また、バルプロ酸が処方される際、一緒にカルバペネム系の抗菌薬が処方されていないか、特に注意が必要です。カルバペネム系の抗菌薬（例：メロペネム、オラペネムなど）は、バルプロ酸の代謝を促し、血中濃度を低下させてしまうため、両者は併用禁忌とされています！ バルプロ酸の血中濃度が低下すると、てんかん発作を抑えることができなくなり、大変危険です！

※3　レベチラセタムの注射薬は15分の点滴静注で、経口投与の際と同様の薬物動態になると考えられているため。

3大鎮静薬まとめ

	ミダゾラム (ドルミカム)	プロポフォール (ディプリバン)	デクスメデトミジン (プレセデックス)
分類 (作用部位)	ベンゾジアゼピン系 (GABA受容体に作用)	イソプロピルフェノール系 (GABA受容体に作用)	α₂作動性鎮静薬 (青斑核に作用)
作用発現時間	30秒～5分程度	30秒～2分程度	5～10分程度
消失半減期	30分～2時間程度	5～15分程度	2時間程度
深い鎮静	容易	容易	高用量の投与が必要 (日本の制限量では困難)
呼吸抑制	強い：気道確保が必要	強い：気道確保が必要	弱い：気道確保は不要
循環動態	影響が少ない	血管拡張作用により血圧低下が起こる可能性あり	交感神経の抑制作用により徐脈や血圧低下が起こりやすい
鎮痛作用	なし	なし	軽度あり
せん妄	起こりやすい	ミダゾラムより少ない	プロポフォールより少ない
離脱症状	起こりやすい	ほぼなし	なし
その他	・抗不安作用、抗痙攣作用あり	・感染リスクが高い ・卵・大豆アレルギー禁忌 ・プロポフォール注入症候群に注意	・睡眠に近い作用で、声かけで開眼する

・ミダゾラムは、投与期間が長くなると覚醒が遅延する可能性がある。また、腎機能が悪い患者も代謝が遅くなり、覚醒が遅延することがある。
・プロポフォールはGABA受容体に作用するが、ベンゾジアゼピン系とは作用部位が異なるため、せん妄や離脱症状は起こしにくい。

てんかん（癲癇）とは

簡単にいうと「脳の過剰な興奮」

大脳皮質にあるニューロンの興奮シグナルと
抑制シグナルのバランスが不均衡となり、興奮シグナルが過剰になる。
痙攣などの発作症状を反復する中枢神経疾患。

発作の種類により症状は異なる（p.178）。

けいれん（痙攣）とは

自分の意思とは関係なく、筋肉が強く収縮すること。
発熱、アルコールを含む薬物、感染症、てんかんなどが原因となる。

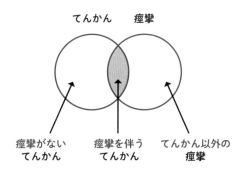

てんかん　痙攣

痙攣がない　　痙攣を伴う　　てんかん以外の
てんかん　　　てんかん　　　　痙攣

てんかん ➡ 痙攣が起こるとは限らない　　　痙攣 ➡ てんかんが原因とは限らない

てんかん発作の種類

	部分発作（焦点発作）	全般発作
特徴	・大脳半球の一部で過剰興奮が起こる ・焦点部分のみ脳波異常が見られる	・両側の大脳半球で過剰興奮が起こる ・脳全体で脳波異常が見られる
種類	・意識障害を伴わない単純部分発作 ・意識障害を伴う複雑部分発作 ・部分発作から全身痙攣に進展する二次性全般化発作	・手足を伸ばして全身が固くなる強直発作 ・筋肉が緊張と弛緩を繰り返し、痙攣を伴う間代発作 ・全身性の強直発作と間代発作を繰り返す全般強直間代発作 ・瞬間的な筋収縮などが見られるミオクロニー発作 ・突然体の動きが停止し、数十秒後に回復する欠神発作など

[日本神経学会監修. てんかん診療ガイドライン 2018. 医学書院, 2018 を参考に分類]

発作別の選択薬（新規発症時）

発作の種類	部分発作	全般発作		
	単純部分発作 複雑部分発作	全般強直間代発作	欠神発作	ミオクロニー発作
第一選択薬	・レベチラセタム （イーケプラ） ・カルバマゼピン （テグレトール） ・ラモトリギン （ラミクタール） 次いで、ゾニサミド、トピラマート	・バルプロ酸 （デパケン） ※妊娠可能年齢女性では、バルプロ酸以外の薬剤を優先する	・バルプロ酸 （デパケン） ・エトスクシミド （ザロンチン）	・バルプロ酸 （デパケン） ・クロナゼパム （リボトリール）
第二選択薬	・バルプロ酸 （デパケン） ・ラコサミド （ビムパット） 　　　　　など	・ラモトリギン （ラミクタール） ・レベチラセタム （イーケプラ） 　　　　　など	・ラモトリギン （ラミクタール）	・レベチラセタム （イーケプラ） ・トピラマート （トピナ）

[日本神経学会監修. てんかん診療ガイドライン 2018. 医学書院, 2018 を参考に作成]

てんかん重積とは

てんかん発作が 5 分以上持続する状態のこと
または
短い発作でも反復し、その間の意識の回復がない状態のこと

てんかん重積では、酸素消費量増加による低酸素状態、
呼吸筋の抑制や不随意収縮による呼吸抑制、乳酸値上昇による
乳酸アシドーシスなど危険な状態に陥るため、早期の治療が必要

てんかん重積の経過段階と治療薬

痙攣の 持続時間	5〜30 分 （第 1 段階）	30〜60 分 （第 2 段階）	60〜120 分以上 （第 3 段階）
重積の段階	早期てんかん 重積状態	確定したてんかん 重積状態	難治てんかん 重積状態
必要な処置 モニタリング	静脈路の確保 バイタルサイン測定	気道確保 酸素投与 循環モニタリング	気管挿管、人工呼吸 脳波モニタリング 全身麻酔
薬剤治療 （主な商品名）	・ジアゼパム （ホリゾン、セルシン） ・ロラゼパム （ロラピタ） （小児の場合ミダゾラム） いずれかを静注	・ホスフェニトイン （ホストイン） ・フェノバルビタール （フェノバール） ・ミダゾラム （ミダフレッサ） ・レベチラセタム （イーケプラ）	・ミダゾラム （ドルミカム） ・プロポフォール （ディプリバン） ・チオペンタール （ラボナール） ・チアミラール （イソゾール）
補足事項	静脈路が確保できない場合、 ジアゼパム注射薬の 注腸投与を推奨 小児の場合、ミダゾラムの 鼻腔内投与、口腔内投与、 筋注投与を行う （いずれも保険適応外の用法）	レベチラセタムは 保険適応外	上記のいずれかを 持続静注し、 全身麻酔療法を行う プロポフォールは 小児に禁忌

[日本神経学会監修．てんかん診療ガイドライン 2018，医学書院，2018，p.78 を参考に作成]

ハロペリドール注射薬 と クエチアピン錠

〜せん妄にも使う抗精神病薬を比較〜

	ハロペリドール	クエチアピン
主な商品名	セレネース	セロクエル、ビプレッソ
薬の分類	定型抗精神病薬	非定型抗精神病薬：MARTA※1
主な適応	統合失調症 （適応外：過活動型せん妄）	統合失調症 （適応外：過活動型せん妄）

定型・非定型抗精神病などの用語は
ワンポイント講座、まとめ（p.184）参照

ハロペリドールは、せん妄の症状が強く、内服が困難な患者に使う
場面が多いと思います。添付文書上、2剤ともせん妄に対する適応
はありませんが、厚生労働省から「適応外での使用」が認められて
います（p.186）。

特徴や注意点

▶幻覚・妄想に対する作用は強いが、鎮静作用は弱い	▶幻覚・妄想に対する作用は弱いが、鎮静作用は強い
▶定型抗精神病薬は、非定型より錐体外路症状を起こしやすい	▶錐体外路症状のリスクが極めて少ない
▶パーキンソン病、レビー小体型認知症、重症心不全患者には禁忌※2	▶血糖値を著しく上昇させる可能性があり、糖尿病患者には禁忌※3

抗精神病薬共通の副作用として悪性症候群※4に注意

※1 MARTA：多元受容体作用抗精神病薬（multi-acting receptor-targeted antipsychotics）。神経伝達物質である
ドパミンやセロトニンなどの多種類の受容体に作用し、幻覚、妄想、感情や意欲の障害などを改善する。
※2 錐体外路症状の悪化や心筋障害、血圧低下のおそれがある。
※3 重篤な場合、糖尿病性ケトアシドーシス、糖尿病性昏睡などに至る可能性がある。
※4 高熱、意識障害、筋強剛、横紋筋融解などの症状が現れ、重症では死亡例も報告されている。

主な用法用量	1 回 5mg を 1 日 1～2 回 静注または筋注	1 日 150～600mg を 2～3 回に分けて投与[6]
作用のピーク時間	該当資料なし[5]	約 1.2 時間
消失半減期	約 14 時間	約 3 時間

Memo

- ハロペリドールは消失半減期が長いため、1 回の注射で作用が持続する。
- クエチアピンは消失半減期が短いため、分割投与が必要。

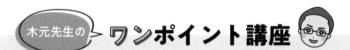

まとめ

ハロペリドール

- ▶幻覚・妄想に対する作用は強いが、鎮静作用は弱い
- ▶パーキンソン病、レビー小体型認知症、重症心不全患者には禁忌
- ▶消失半減期が長い

クエチアピン

- ▶幻覚・妄想に対する作用は弱いが、鎮静作用は強い
- ▶錐体外路症状のリスクは低いが、糖尿病患者には禁忌
- ▶消失半減期が短い

木元先生の ワンポイント講座

　統合失調症は、幻覚や妄想などを主症状とする「陽性症状」と、感情鈍麻や自発性の消失などを主症状とする「陰性症状」に大別されます。一般に、発症後にはまず陽性症状が現れ、次に陰性症状へと移行し、やがて症状が安定していく…という経過をたどります。ただ、発症から 5 年は、症状が再燃することが多く、根気よく治療を続けることが大切です。

　定型抗精神病薬はこの陽性症状に効果を示し、非定型抗精神病薬は陽性症状だけでなく陰性症状に対しても効果を示します。症状を広くカバーでき、また、副作用である錐体外路症状（薬剤性パーキンソン症候群など）の発現頻度が低いため、現代では非定型抗精神病薬が統合失調症治療の中心を担っています。p.184 のまとめページではわかりやすく表になっていますので、こちらもご確認ください♪

[5] 静注の場合、早ければ投与直後から作用を発揮する。
[6] 1 回 25mg、1 日 2 回または 3 回より投与を開始し、患者の状態に応じて徐々に増量する。

リスペリドン内用液 と アリピプラゾール内用液

〜異なる特徴を持つ抗精神病薬を比較〜

	リスペリドン	アリピプラゾール
主な商品名---	リスパダール	エビリファイ
薬の分類-----	非定型抗精神病薬：SDA[※1]	非定型抗精神病薬：DPA[※2]
主な適応-----	統合失調症 （適応外：過活動型せん妄）	統合失調症、双極性障害 うつ病、自閉スペクトラム症

> 添付文書の適応はありませんが、リスペリドンは過活動型せん妄[※3]に、アリピプラゾールは低活動型せん妄[※4] に使うことがあります。

特徴や注意点

▶幻覚・妄想に対する作用は強いが、鎮静作用は弱い

▶茶葉抽出飲料（紅茶、緑茶など）を混合すると含量が低下する[※5]

▶非定型抗精神病薬の中では、錐体外路症状などの副作用が多い

▶幻覚・妄想に対する作用に加え、意欲低下にも効果を発揮する

▶脳内のドパミンの働きを調整する作用がある

▶錐体外路症状や体重増加などの副作用が少ない

※1 SDA：セロトニン・ドパミン拮抗薬（serotonin-dopamine antagonist）
※2 DPA：ドパミン受容体部分作動薬（dopamine partial agonist）。作用の特性からDSS（dopamine system stabilizer：ドパミン・システムスタビライザー）ともよばれる。
※3 過活動型せん妄：落ち着かない、イライラする、暴力的になるなど不穏な状態になる。
※4 低活動型せん妄：無気力、無表情、意欲の減退、注意力や思考力の低下などを起こす。
※5 緑茶、烏龍茶、コーラなどでも含量の低下が報告されているため、投与時に混合しないこと。

主な用法用量	概要欄参照[※6]	概要欄参照[※7]
作用のピーク時間	約1時間	約2.5時間
消失半減期	約3〜4時間	約60時間

- リスペリドンは、不穏時の指示として単回投与で使うことも多い。
- アリピプラゾールは消失半減期が長く、作用が安定するまでに1週間以上かかる[※8]。
- 2剤とも、内用液以外に、錠剤、散薬、持続性注射薬など剤形が豊富にある。

リスペリドン	アリピプラゾール
▶不穏時の指示で使用頻度が高い	▶抗精神病薬の中では適応が多い
▶幻覚・妄想に対する作用は強いが、鎮静作用は弱い	▶幻覚・妄想に対する作用に加え、意欲低下にも効果を発揮
▶消失半減期は短い	▶消失半減期は長い

木元先生の ワンポイント講座

　薬剤性パーキンソン症候群などの錐体外路症状は、抗精神病薬によるD₂遮断作用に起因しています（まとめ「各受容体への作用と副作用」p.186参照）。錐体外路症状の発現頻度は、D₂受容体を主に遮断する定型抗精神病薬では高く、セロトニンや他の受容体へも遮断作用を示す非定型抗精神病薬（SDA、MARTAなど）では低い傾向があります。本項で紹介したアリピプラゾールも非定型抗精神病薬の一つなのですが、D₂受容体を基本的には遮断するものの、錐体外路症状が生じるほど遮断してしまう前に「刺激」に転じるという優れもので、副作用発現頻度が特に低いのもそのためです。このような機序を示す薬はDPAまたはDSSとよばれ、アリピプラゾールの他にはブレクスピプラゾール（商品名：レキサルティ）があります。

※6 1回1mgを1日2回より開始し、症状に応じて徐々に増量する。維持用量は通常1日2〜6mgを原則とし、1日2回に分けて投与する。1日の最大量は12mgを超えないこと。
※7 1日6〜12mgを1〜2回に分割して開始する。1日6〜24mgを維持用量とする。
※8 入ってくる薬の量と出ていく薬の量が等しくなると、血中濃度が安定化して薬の作用も安定する。この状態を「定常状態」とよぶ。定常状態になるためには、通常、消失半減期の4〜5倍の期間が必要になる。

統合失調症の「陽性症状」と「陰性症状」の違い

	陽性症状	陰性症状
具体的な症状	幻覚・幻聴 被害妄想・誇大妄想 考想伝播（自我障害） 減裂思考（思考の異常）	感情鈍麻（喜怒哀楽がない） 思考・会話が乏しい 自発性消失（活動低下） 自閉（自分の世界に閉じこもる）
症状の特徴	急性期に多い 健康なときにはなかった状態が現れる	慢性期に多い 健康なときにあったものが失われる
その他	興奮状態を伴うことがある	抗精神病薬の副作用でも起こる

「定型抗精神病薬」と「非定型抗精神病薬」の違い

	定型抗精神病薬	非定型抗精神薬
主な作用	陽性症状を改善する （主にドパミン受容体を強力に遮断）	陽性症状＋陰性症状を改善する （ドパミン＋セロトニン受容体などを遮断）
主な副作用	錐体外路症状、高プロラクチン血症、 抗コリン作用などが起こりやすい	種類によっては、 糖尿病患者に禁忌の薬がある
その他	薬剤によっては睡眠薬や制吐薬 として使用することがある	定型抗精神病薬に比べ、錐体外路症状や 高プロラクチン血症は起こりにくい

[医療情報科学研究所編. 薬がみえる vol. 1 第2版. メディックメディア, 2021 を参考に作成]

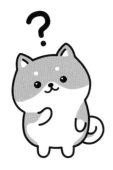

抗精神病薬の代表例まとめ

	分類名	一般名 (主な商品名)	主な特徴	特記事項
定型抗精神病薬	フェノチアジン系	レボメプロマジン (レボトミン)	陽性症状改善に加え、鎮静作用が強く、睡眠薬として使用することもある	錐体外路症状、高プロラクチン血症、抗コリン作用などに注意
		プロクロルペラジン (ノバミン)	作用機序の特徴（CTZ遮断）から制吐薬として使用することもある	錐体外路症状、高プロラクチン血症、抗コリン作用などに注意
	ブチロフェノン系	ハロペリドール (セレネース)	抗精神病薬で唯一の静注製剤（筋注可）。幻覚・妄想に対する作用が強い	パーキンソン病の患者には禁忌。消失半減期が長く、鎮静作用は弱い
非定型抗精神病薬	SDA	リスペリドン (リスパダール)	ドパミン受容体＋セロトニン受容体を遮断。陽性症状＋陰性症状を改善	茶葉抽出飲料と混合すると含量が低下する可能性あり。半減期が短い
	MARTA	クエチアピン (セロクエル)	多様な受容体に作用する。幻覚・妄想に対する作用は弱い	副作用で重篤な高血糖を生じることがあり、糖尿病患者には禁忌。半減期が短く、鎮静作用は強い
		オランザピン (ジプレキサ)	多様な受容体に作用する。陽性症状＋陰性症状を改善	副作用で高血糖を生じることがあり、糖尿病患者には禁忌。半減期が長い
	DPA	アリピプラゾール (エビリファイ)	ドパミン神経のバランスを調整する。陽性症状＋陰性症状を改善	「持続性水懸筋注用」の注射薬がある。半減期が長い

オランザピンは、抗悪性腫瘍薬の投与に伴う消化器症状（悪心嘔吐）に使うことがある。アリピプラゾールより錐体外路症状などが少ないブレクスピプラゾール（商品名：レキサルティ、分類名：SDAM）もある。アリピプラゾールやブレクスピプラゾールは、作用の特性からDSSと分類されることも多い。

＊表中のドパミン受容体＝ドパミン D_2 受容体、セロトニン受容体＝セロトニン 5-HT_2 受容体

SDA：セロトニン・ドパミン拮抗薬（serotonin-dopamine antagonist）
MARTA：多元受容体作用抗精神病薬（multi-acting receptor-targeted antipsychotics）
DPA：ドパミン受容体部分作動薬（dopamine partial agonist）
SDAM：セロトニン・ドパミンアクティビティモジュレーター（serotonin-dopamine activity modulator）
DSS：ドパミン・システムスタビライザー（dopamine system stabilizer）

日本で「せん妄」に保険適応があるのは チアプリド（グラマリール）のみ

しかし、例外として…

一般名		主な商品名
ハロペリドール	：	（セレネース）
リスペリドン	：	（リスパダール）
ペロスピロン	：	（ルーラン）
クエチアピン	：	（セロクエル）

上記 4 剤については 2011 年、厚生労働省から
「器質性疾患に伴うせん妄・精神運動興奮状態・易怒性に対する適応外使用を審査上認める」
という通知が出ている。つまり、せん妄に使用することが認められている。

各受容体への作用と副作用

	遮断による作用	遮断による主な副作用
ドパミン D₂ 受容体	陽性症状の改善	錐体外路症状 高プロラクチン血症 悪性症候群
セロトニン 5-HT₂ 受容体	陰性症状の改善 認知機能障害の改善	高血糖 体重増加
ヒスタミン H₁ 受容体	鎮静作用を発揮	高血糖、体重増加 過鎮静、眠気
アドレナリンα₁ 受容体	鎮静作用を発揮	起立性低血圧、めまい 持続勃起症 過鎮静、眠気
アセチルコリン M 受容体	錐体外路症状の緩和	口渇、便秘、排尿障害

[医療情報科学研究所編. 薬がみえる vol.1 第 2 版. メディックメディア，2021 を参考に作成]

ほぼすべての抗精神病薬に共通しているのが、ドパミン D₂ 受容体を遮断（または調整）して
いること。これが抗精神病薬の主作用。

せん妄によく使う薬3選（内容の総まとめ）

	ハロペリドール （セレネース）	リスペリドン （リスパダール）	クエチアピン （セロクエル）
分類	定型抗精神病薬	SDA：非定型 （セロトニン・ドパミン拮抗薬）	MARTA：非定型 （多元受容体作用抗精神病薬）
主要な 作用部位	ドパミン D_2 受容体	ドパミン D_2 受容体 セロトニン $5\text{-}HT_2$ 受容体	5つの受容体に作用
主な作用	陽性症状の改善	陽性症状、陰性症状、 認知機能障害の改善	強力な鎮静作用を発揮
主な 副作用	錐体外路症状 高プロラクチン血症 悪性症候群	錐体外路症状 高プロラクチン血症 高血糖、体重増加	高血糖、体重増加
抗幻覚 作用	最も強力	強い	弱い
鎮静作用	弱い	弱い	最も強力
その他	パーキンソン病、 レビー小体型認知症 には禁忌	非定型抗精神病薬の中では 錐体外路症状が出やすい	糖尿病の患者には禁忌 左記2剤に比べ、 ドパミン D_2 受容体への 作用は弱い

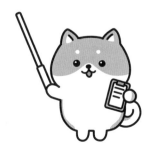

フェキソフェナジン錠 と オロパタジン錠

～抗ヒスタミン薬の特徴と違い～

	フェキソフェナジン	オロパタジン
主な商品名	アレグラ	アレロック
薬の分類	抗ヒスタミン薬	抗ヒスタミン薬
主な適応	アレルギー性鼻炎、蕁麻疹など	アレルギー性鼻炎、蕁麻疹など

●抗ヒスタミン薬の作用機序

> 肥満細胞からのヒスタミンの遊離を抑制するとともに、ヒスタミン H_1 受容体に拮抗することで、アレルギー症状を緩和する働きがある（ヒスタミンはかゆみ、くしゃみ、鼻水などを誘発する物質）

特徴や注意点

▶速効性はなく、抗アレルギー作用は比較的弱い

▶眠気の副作用が少なく、車の運転などに制限はない（仕事や生活に支障が出にくい）

▶花粉症など、季節性のアレルギー症状に使うことも多い[※1]

▶速効性があり、抗アレルギー作用が強い

▶眠気が出ることがあり、車の運転など危険を伴う機械の操作には従事させない

▶花粉症など、季節性のアレルギー症状に使うことも多い

車の運転に制限なし

車の運転はできない

※1 季節性アレルギーの患者に投与する場合は、好発季節の直前から投与を開始し、好発季節終了時まで続けることが望ましい。

主な用法用量	1回60mgを1日2回投与[※2]	1回5mgを1日2回朝および就寝前に投与
作用のピーク時間	約2時間	約1時間
消失半減期	約16時間	約8時間

Memo

抗ヒスタミン薬は、開発時期や薬の特徴から第1世代と第2世代に分かれている（p.194）。フェキソフェナジンやオロパタジンは、第2世代の抗ヒスタミン薬に分類される。

まとめ

フェキソフェナジン

- ▶アレルギー性鼻炎、蕁麻疹などに有効（薬の作用は弱め）
- ▶眠気の副作用が少ないため、仕事や生活に支障が出にくい
- ▶花粉症に使うことも多い

オロパタジン

- ▶アレルギー性鼻炎、蕁麻疹などに有効（薬の作用は強い）
- ▶眠気の副作用が強いため、車の運転はできない
- ▶花粉症に使うことも多い

木元先生の ワンポイント講座

　フェキソフェナジンは眠気の少なさから、長年にわたり重宝されている薬ですね！　脳内に侵入したフェキソフェナジンの多くは、トランスポーターによって脳の外に排出されます。この仕組みがあるため、フェキソフェナジンは眠気が現れにくいのです。フェキソフェナジンは先発品のアレグラ、後発品、そして市販薬と、広く使用されていますよね。フェキソフェナジンには、これらに加えてプソイドエフェドリンとの配合薬である、ディレグラやプソフェキがあります。これまで、運動中に、一時的に鼻の通りがよくなったな…と感じたことはありませんか？　プソイドエフェドリンは、交感神経興奮作用によって、運動中によく似た鼻詰まりの改善効果を示します。ただ、プソイドエフェドリンとの配合薬は、循環器疾患や排尿障害を悪化させるおそれがあること、空腹時の投与が必要であることなど、より注意が必要になります。

※2　7歳以上12歳未満の小児には1回30mgを1日2回投与となっている。食事と一緒に投与すると薬の吸収が悪くなるため、空腹時の投与が推奨されている（添付文書では指定なし）。

レボセチリジン錠 と ビラスチン錠

～1日1回で強力な効果を発揮する薬～

	レボセチリジン	ビラスチン
主な商品名----	ザイザル	ビラノア
薬の分類-----	抗ヒスタミン薬	抗ヒスタミン薬
主な適応-----	アレルギー性鼻炎、蕁麻疹など	アレルギー性鼻炎、蕁麻疹など

抗ヒスタミン薬は種類が多くて、混乱しますよね…。薬の違いを勉強するときは、作用の強さ、眠気、投与回数などに注目しながら見ていきます※1。

特徴や注意点

▶速効性があり、作用が強力

▶眠気が出ることがあり、車の運転など危険を伴う機械の操作には従事させない

車の運転はできない

▶速効性があり、作用が強力

▶眠気が少なく、車の運転などに対する制限はない（仕事や私生活に影響が出にくい）

車の運転に制限なし

※1 処方の際には、基礎疾患、既往歴、職種、他剤との相互作用など、さまざまな状況が考慮されている。

主な用法用量	1回5mgを1日1回 就寝前に投与	1回20mgを1日1回 空腹時に投与
作用のピーク時間	約1時間	約1時間
消失半減期	約7時間	約10時間

Memo

ビラスチンは、食後だと吸収率が低下するため、空腹時に投与する[2]。

まとめ

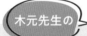

レボセチリジン

▶速効性があり、薬の作用も強い

▶眠気が出るため、車の運転はできない

▶1日1回、就寝前に投与する

ビラスチン

▶速効性があり、薬の作用も強い

▶眠気が少なく、車の運転に制限はない

▶1日1回、空腹時に投与する

木元先生の ワンポイント講座

　抗ヒスタミン薬は特に種類が豊富ですよね。「どの薬に、どんな特徴があるかなんて覚えきれない！」と感じたことはありませんか？ ただ、そのぶん、治療の選択肢が多く、個々の患者のニーズに合わせていくことができますよ。例えば…、「効果が強くて眠気の少ないものがよい！」という方にはビラスチンが処方されたり、「眠気は少ない方がよいけれど薬は安く済ませたい！」という方にはフェキソフェナジンの後発品が処方されたりしていますよ。これらはほんの一例です。

　抗ヒスタミン薬だけで鼻炎などの症状が治まらない場合には、ステロイドの点鼻薬や次項の抗ロイコトリエン薬が追加されることが多いですね。抗ヒスタミン薬を使用していて「効きが悪い」「副作用が重い」などの場合には、さまざまな選択肢を試していくことが大切です。

---

[2] 食後（高脂肪食）に20mg単回投与したところ、空腹時に比べて、最高血中濃度（Cmax）が約60％低下し、血中濃度曲線下面積（AUC）が約40％減少した。

モンテルカスト錠 と エピナスチン錠

～「ロイコトリエン」と「ヒスタミン」の違い～

	モンテルカスト	エピナスチン
主な商品名	シングレア、キプレス	アレジオン
薬の分類	抗ロイコトリエン薬	抗ヒスタミン薬
主な適応	アレルギー性鼻炎、気管支喘息	アレルギー性鼻炎、気管支喘息

● アレルギーの原因物質
- ・ロイコトリエン：喘息や鼻づまりなどを引き起こす
- ・ヒスタミン：かゆみ、くしゃみ、鼻水などを引き起こす

特徴や注意点

▶ アレルギー性鼻炎や、気管支喘息の発作予防に効果がある

▶ ヒスタミン受容体には作用しないので、眠気の副作用は出にくい

▶ 不眠や不安を誘発する可能性あり[1]

▶ 気管支喘息にも適応がある（抗ヒスタミン薬では少ない）[※1]

▶ 花粉症など、季節性のアレルギー症状に使用されることがある

▶ 眠気は個人差があり、車の運転など危険を伴う機械の操作に注意

車の運転に制限なし

眠気がなければ車の運転が可能
（眠気があるなら運転NG）

※1　エピナスチンは抗ヒスタミン作用に加えて、抗ロイコトリエン作用や抗PAF（血小板活性化因子）作用などを持つ。

主な用法用量	10mgを1日1回 就寝前に投与	20mgを1日1回投与 （タイミングの指定なし）[※2]
作用のピーク時間	約4時間	約2時間
消失半減期	約4.5時間	約9時間

Memo

エピナスチンは投与タイミングの指定がないため、眠気が出やすい人には就寝前に投与するなど調整可能。日中にも眠気が残る場合は他剤に変更するなど、生活状況に合わせて薬を選択する。

まとめ

モンテルカスト

▶気管支喘息の発作予防に用いられる抗ロイコトリエン薬

▶1日1回の投与でOK、眠気の副作用は出にくい

▶不眠などを誘発する可能性あり

エピナスチン

▶気管支喘息にも適応がある抗ヒスタミン薬

▶1日1回の投与でOK、眠気は個人差がある

▶花粉症に使うことも多い

木元先生の ワンポイント講座

　モンテルカストといえば、「チュアブル錠」ですよね。このチュアブル錠は、「噛む」ことを前提に作られた薬です。

　他のよく似たイメージの薬に口腔内崩壊（OD）錠がありますよね。OD錠はあくまでも口の中で「溶かす」ことを前提に作られた薬で、「噛んではいけない薬」が複数存在します。PPI（p.142）や、前立腺肥大症に用いるタムスロシン（商品名：ハルナール）などが該当します。チュアブル錠は噛む薬、OD錠は溶かす薬というのを基本とし、その上で噛まずに飲み込んでもよいチュアブル錠なのか？噛んでもよいOD錠なのか？など、気になることが出てきましたら、ぜひ、勤務先の薬剤師にお尋ねください♪

※2 20mg錠を1錠投与した際と、10mg錠を2錠投与した際では、薬物動態が異なる報告がある。また、空腹時に投与すると、食後投与よりも血中濃度が高くなることが報告されている（気管支喘息およびアレルギー性鼻炎に対しては、就寝前投与で有効性および安全性が確認されている）。

抗ヒスタミン薬の代表例まとめ

		一般名 (主な商品名)	主な特徴	主な注意点・特記事項
抗ヒスタミン薬	第1世代	ジフェンヒドラミン (レスタミン)	1日2～3回の投与。速効性があり、作用は強いが眠気が出やすい	内服中は車の運転ができない。抗コリン作用などに注意
		クロルフェニラミン (ポララミン)	1日1～4回の投与。速効性があり、作用は強いが眠気が出やすい	内服中は車の運転ができない。抗コリン作用などに注意
	第2世代	フェキソフェナジン (アレグラ)	1日2回の投与。作用は弱めだが、眠気の頻度は最少ない	内服中も車の運転が可能。日本で最も処方量が多い薬
		エピナスチン (アレジオン)	1日1回の投与。作用の強さは中間程度で、眠気は個人差あり	内服はいつでもOK。内服中は車の運転に注意
		オロパタジン (アレロック)	1日2回の投与。作用は強いが、眠気が出やすい	内服中は車の運転ができない
		レボセチリジン (ザイザル)	1日1回の投与。作用は強いが、眠気が出やすい	就寝前に内服する。内服中は車の運転ができない
		ビラスチン (ビラノア)	1日1回の投与。作用は強いが、眠気は出にくい	空腹時に内服する。内服中も車の運転が可能
		デスロラタジン (デザレックス)	1日1回の投与。作用は強いが、眠気は出にくい	内服はいつでもOK。内服中も車の運転が可能

ジフェンヒドラミンは眠気の副作用を利用し、市販薬（OTC）で「睡眠改善薬」として販売されている。

第1世代の特徴：速効性があり作用は強力だが、眠気や抗コリン作用が生じやすい。

第2世代の特徴：製剤別に特徴は異なるが、第1世代より眠気や副作用が比較的少ない。

症状、投与回数、作用の強さ、眠気の有無など総合的に考えて処方される。

その他、抗アレルギー薬の代表薬

	一般名 (主な商品名)	主な特徴	主な注意点・特記事項
抗ロイコトリエン薬	モンテルカスト (シングレア、キプレス)	1日1回の投与で、気管支喘息とアレルギー性鼻炎に適応	不眠や不安などの精神症状を誘発する可能性あり
	プランルカスト (オノン)	1日2回の投与で、気管支喘息とアレルギー性鼻炎に適応	モンテルカストのような精神症状誘発の報告はない
トロンボキサン関連薬	セラトロダスト (ブロニカ)	1日1回の投与で、適応は気管支喘息のみ。気管支収縮を抑制する	血小板凝集を抑制するので、抗血小板薬や抗凝固薬との併用に注意
	オザグレル (ドメナン)	1日2回の投与で、適応は気管支喘息のみ。気管支収縮を抑制する	血小板凝集を抑制するので、抗血小板薬や抗凝固薬との併用に注意
点鼻ステロイド	フルチカゾン (アラミスト)	1日1回の投与で、花粉症にも使われる。鼻の症状だけなく、目のかゆみなども改善	花粉症では好発期から初期治療を開始、抗原接触がなくなるまで続ける
	モメタゾン (ナゾネックス)	1日1回の投与で、血中移行率が 0.2% と低いため、全身性の副作用が少ない	目のかゆみなど、眼症状は改善しない

アレルギー症状の主な原因物質（ケミカルメディエーター）

> ヒスタミン　　：かゆみ・くしゃみ・鼻水などを引き起こす。
> ロイコトリエン：喘息や鼻づまりなどを引き起こす。
> トロンボキサン：鼻水・鼻づまり、喘息などを引き起こす。

各薬剤はこうした原因物質の活性を阻害する働きがある。

大建中湯 と 芍薬甘草湯

～消化器疾患で使う薬、こむら返りで使う薬～

	大建中湯	芍薬甘草湯
薬の読み方	ダイケンチュウトウ	シャクヤクカンゾウトウ
主な配合成分	乾姜（カンキョウ）、人参（ニンジン）、山椒（サンショウ）	芍薬（シャクヤク）、甘草（カンゾウ）
主な使用目的	胃腸症状の改善	筋肉の痙攣を抑える

最後の章は漢方薬です。漢字だらけで勉強しにくいですよね…。専門書を読むと難しい内容が書いてありますが、今回は重要な部分に絞ってまとめました。

特徴や注意点

▶腸管の血流改善効果があり、腹部の冷え、腹部膨満感を改善する

▶腸管運動促進作用や腸管癒着の抑制作用がある

▶下部消化管の術後に、腸管麻痺の予防目的で処方されることも多い

▶こむら返り、吃逆（しゃっくり）など筋肉の痙攣や痛みを改善する※1

▶漢方薬の中では珍しく速効性の高い薬（投与後数分で作用発現）

▶代表的な副作用として、偽アルドステロン症がある※2

※1 肩こり、腰痛、腹痛などに使うこともある。
※2 偽アルドステロン症：血中アルドステロン濃度が上昇していないにもかかわらず、低K血症、血圧上昇などの原発性アルドステロン症様の症状をきたす。甘草の成分であるグリチルリチン酸の代謝物が原因と考えられている。甘草は多くの漢方薬に含まれているため、漢方薬の併用による過量投与に注意する。

主な用法用量	1日 15.0g を 2〜3 回に分割し食前または食間に投与	1日 7.5g を 2〜3 回に分割し食前または食間に投与
体力の目安	体力に関係なく使用可能	体力に関係なく使用可能

Memo

- 漢方薬は疾患や症状だけでなく、体力に応じた使い分けが重要になる。
- 漢方に含まれる生薬は、食事の影響で吸収速度に変動がみられるなどの理由から、食前または食間投与となっている[※3]。

まとめ

大建中湯	芍薬甘草湯
▶腸管の血流を改善し、腹部の冷えや膨満感を改善する	▶こむら返りなど筋肉の痙攣を改善する
▶下部消化管の術後にも処方される	▶偽アルドステロン症に注意する
▶虚弱体質でも使用可能	▶速効性があり体力にかかわらず使用可能

木元先生の ワンポイント講座

　中（＝お腹）を建て直す！というのが、大建中湯の名前の由来です。腹部膨満感や、術後の消化管麻痺によく用いられますね。1 回の用量が、5〜7.5g（2〜3 包）と他の漢方薬に比べて多いのも特徴です。併用により、大建中湯の薬効を低下させてしまうものとして、糖尿病治療薬である α-グルコシダーゼ阻害薬（p.128）を覚えておくとよいでしょう！

　芍薬甘草湯は、主成分が「芍薬」と「甘草」であることから、このように名付けられています。甘草の摂取量の総量が 1 日に 2.5g 以上になると、偽アルドステロン症（p.200）を起こしやすいのですが、芍薬甘草湯は 1 包だけで 2.0g ほどの甘草を含んでいます。偽アルドステロン症の症状である、血圧上昇や低 K 血症に伴う四肢の脱力などが現れていないか？ よく観察することが大切です。

[※3] すべての漢方薬に当てはまるわけではなく、大黄など胃腸刺激性が強い生薬の場合、食後投与によって、胃粘膜を保護できる場合がある。また、多くの西洋薬は食後投与となっているため、食前や食間の内服を忘れてしまう患者では食後投与とする場合もある。

抑肝散 と 五苓散

～興奮を抑える薬、水分バランスを整える薬～

	抑肝散	五苓散
薬の読み方	ヨクカンサン	ゴレイサン
主な配合成分	蒼朮、茯苓 釣藤鈎、川芎など	沢瀉、蒼朮、 茯苓、猪苓など
主な使用目的	興奮やイライラを抑える	下痢の改善、浮腫の改善

五苓散は電解質を失わずに水分の排出を促進させるため、トルバプタン（p.112）のような作用を示し、低気圧による頭痛や二日酔いの改善にも使われます。

特徴や注意点

▶神経が高ぶり、興奮したり、イライラする症状を抑える

▶不眠、小児の夜泣き、女性ホルモンの変動に伴う精神不安などに使う

▶BPSD に対する有効性が確認されており、認知症患者に処方される[1]

▶体の水分バランスを調整し、嘔吐、下痢などを改善する

▶気圧の変化による頭痛、浮腫、二日酔いにも効果を発揮する

▶慢性硬膜下血腫[2]の治療や再発予防にも使われる

※1 BPSD：認知症患者の行動・心理症状（behavioral and psychological symptoms of dementia）。抑肝散は認知症患者の BPSD の症状（妄想、幻覚、興奮／攻撃性）の治療と日常生活動作の改善に有益かつ良好な忍容性を有することが示唆されている[1]。
※2 脳と頭蓋骨の間（硬膜下腔）に血液が溜まる状態のこと。

主な用法用量	1日7.5gを2～3回に分割し 食前または食間に投与	1日7.5gを2～3回に分割し 食前または食間に投与
体力の目安	中等度の体力が目安	体力に関係なく使用可能

用法用量、体力の目安は「医療用」のツムラ漢方薬に記載されている内容であり、市販薬では使い方や対象が異なる可能性がある。

まとめ

抑肝散

- ▶神経の高ぶり、興奮、イライラなどを改善する
- ▶認知症患者のBPSDにも有効
- ▶中等度の体力がある患者に使用

五苓散

- ▶体の水分バランスを調整し、嘔吐、下痢などを改善する
- ▶慢性硬膜下血腫の治療や再発予防にも有効
- ▶体力にかかわらず使用できる

木元先生の ワンポイント講座

　抑肝散は、興奮やイライラを抑える薬として有名ですね。小児の夜泣きから認知症の不穏、不眠患者まで、幅広く用いられています。服用中に、倦怠感や眠気が副作用として現れた場合は、減量や中止などで対応します。このような副作用の訴えがないか？注意して観察しましょう。また、滅多に起こらない副作用ではあるものの、投与後から咳や息切れが続くようなら、間質性肺炎の可能性も考えられます。間質性肺炎が現れた場合は、原因薬の中止や、ステロイド薬の投与などで対応します。

　五苓散は、嘔吐、下痢、余分な水分が身体に溜まっているなど、水にかかわる症状を改善します。慢性硬膜下血腫や二日酔いに用いられることもありますね。五苓散とよく似た漢方薬には、猪苓湯があり、構成生薬の多くが重複しています。膀胱炎や尿道炎など、泌尿器を中心に症状が現れている場合には、五苓散よりも猪苓湯が選択されます。

漢方薬で注意すべき生薬

	主な特徴	主な注意点
麻黄 マオウ	主成分はエフェドリン（交感神経興奮薬）。鎮咳、去痰、発汗促進作用がある	交感神経刺激による動悸、不眠、血圧上昇、尿閉などに注意する
大黄 ダイオウ	主成分はセンノシド類（p.40）。大腸の蠕動運動を促進する作用がある	腹痛や下痢に注意する。子宮収縮作用があるため、妊婦には推奨されていない
甘草 カンゾウ	抗炎症作用、ステロイド様作用、潰瘍改善作用などがある	代表的な副作用に偽アルドステロン症がある。ループ利尿薬やサイアザイド系利尿薬と併用すると低K血症を起こすおそれがある
黄芩 オウゴン	抗炎症作用がある	重大な副作用である間質性肺炎との関連性が指摘されている。その他、肝障害の頻度が高い（原因や発症機序の詳細は解明されていない）

間質性肺炎は黄芩（オウゴン）を含まない漢方でも報告されているので、漢方薬全般で注意が必要。

偽アルドステロン症とは

血中アルドステロン濃度が上昇していないにもかかわらず、
低K血症や血圧上昇などの原発性アルドステロン症様の症状をきたす病態。
原因薬の中止や、MRA（p.114）の投与によって対応する。
甘草は多くの漢方薬に含まれているため、併用による過量投与に注意する。

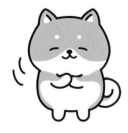

感冒症状（風邪）で使う主な漢方薬

	主な特徴	主な注意点
マオウトウ 麻黄湯	体力が充実している患者向けで、発汗を伴わない風邪の初期に使う（インフルエンザの初期にも使うことがある）	麻黄を含むため、交感神経興奮に注意。甘草を含むため、偽アルドステロン症に注意
カッコントウ 葛根湯	体力がある患者向けで、発汗を伴わない風邪の初期に使う（筋弛緩作用があり肩こりにも使うことがある）	麻黄を含むため、交感神経興奮に注意。甘草を含むため、偽アルドステロン症に注意
ケイシトウ 桂枝湯	虚弱体質の患者向けで、発汗している風邪の初期に使う	甘草を含むため、偽アルドステロン症に注意
バクモンドウトウ 麦門冬湯	体力が中等度以下の患者向けで、乾性咳嗽、気管支喘息などに使う	甘草を含むため、偽アルドステロン症に注意
ショウセイリュウトウ 小青竜湯	体力が中等度の患者向けで、鼻汁や湿性咳嗽が続くときに使う	麻黄を含むため、交感神経興奮に注意。甘草を含むため、偽アルドステロン症に注意

食欲不振で使う主な漢方薬

	主な特徴	主な注意点
リックンシトウ 六君子湯	体力が中等度以下の患者向けで、胃炎や食欲不振の改善などに使う	甘草を含むため、偽アルドステロン症に注意
ホチュウエッキトウ 補中益気湯	虚弱体質の患者向けで、倦怠感の改善や食欲不振などに使う	甘草を含むため、偽アルドステロン症に注意

漢方薬は、症状だけでなく患者の体力も考慮して決める。感冒症状（風邪）で使う場合は、発症時期によっても異なる。

便秘で使う主な漢方薬

	主な特徴	主な注意点
ダイオウカンゾウトウ **大黄甘草湯**	体力に関係なく使用でき、健康的な人の便秘に使うことが多い	甘草を含むため、偽アルドステロン症に注意
ダイケンチュウトウ **大建中湯**	体力がなくても使用でき、腹部を温めて消化管運動を促進し血流を改善する。術後イレウスの予防目的で使うことも多い	間質性肺炎や肝機能障害などの副作用に注意
マ シ ニンガン **麻子仁丸**	体力がない患者向けで、術後や便が固くなりがちな人に使うことが多い	大黄を含むため、他に大黄を含む漢方薬との併用・過量投与に注意
ボウフウツウショウサン **防風通聖散**	体力が充実していて、特に腹部の皮下脂肪が多く便秘がちな人に使う	甘草や黄芩を含む18種類の生薬が配合されているため、他剤との併用・過量投与に注意

婦人科疾患で使う主な漢方薬

	主な特徴	主な注意点
トウ キ シャクヤクサン **当帰芍薬散**	体力がなく、冷えを伴う貧血や婦人科系疾患の症状に使う	食欲不振や悪心嘔吐など消化器症状の副作用がある
カ ミ ショウヨウサン **加味逍遙散**	体力が中等度以下で、肩こりや疲労感、イライラや抑うつなどの精神症状があるときに使う（月経不順、更年期障害などに適応）	甘草を含むため、偽アルドステロン症に注意
ケイ シ ブクリョウガン **桂枝茯苓丸**	比較的体力があり、下腹部痛、のぼせ、めまい、不安やイライラなどの症状があるときに使う（子宮内膜炎や更年期障害などに適応）	流早産の危険性があるため、妊婦には投与しないことが望ましい

総称して「婦人科三大漢方薬」とよばれているが、男性に処方されることもある。

不眠・不安・イライラなどで使う主な漢方薬

	主な特徴	主な注意点
ヨクカンサン 抑肝散	中等度の体力がある患者向けで、神経症や不安症、認知症のBPSD（適応外）などに使う（小児の夜泣きに使うこともある）	甘草を含むため、偽アルドステロン症に注意
ハンゲ コウボクトウ 半夏厚朴湯	中等度の体力がある患者向けで、気分の落ち込みがあり、咽頭部や食道に違和感があるようなときに使う	過敏症（発赤、発疹、そう痒など）や肝機能の異常に注意
ケイ シ カ リュウコツ ボ レイトウ 桂枝加竜骨牡蛎湯	体力が中等度以下の患者向けで、疲れやすく、不安や不眠があるときに使う（小児の夜泣きや夜尿症にも使うこともある）	甘草を含むため、偽アルドステロン症に注意

その他、処方頻度が高い漢方薬まとめ

	主な特徴	主な注意点
ゴレイサン 五苓散	気圧の変化による頭痛、二日酔いや下痢などに使い、水分バランスを整える作用がある（慢性硬膜下血腫の治療や再発予防にも使う）	過敏症（発赤、発疹、そう痒など）や肝機能の異常に注意
シャクヤクカンゾウトウ 芍薬甘草湯	こむら返りや吃逆などに使い、筋肉の痙攣を抑える作用がある	甘草の含有量が多いため、偽アルドステロン症に注意
ジュウゼンタイ ホトウ 十全大補湯	体力や元気がないとき、貧血のときに使う	甘草を含むため、偽アルドステロン症に注意
ゴ シャジン ギ ガン 牛車腎気丸	前立腺肥大症や糖尿病性神経障害、抗がん薬の副作用による神経障害などに使う	山芋アレルギーの患者には投与しない
ハンゲ シャシントウ 半夏瀉心湯	悪心や下痢、抗がん薬の副作用による下痢や口内炎などに使う	甘草を含むため、偽アルドステロン症に注意

引用・参考文献一覧

本書全体を通して、各薬剤添付文書・インタビューフォームを参照しています。

●第 1 章

1) FDA. Nonsteroidal Anti-Inflammatory Drugs（NSAIDs）: Drug Safety Communication - Avoid Use of NSAIDs in Pregnancy at 20 Weeks or Later. https://www.fda.gov/safety/medical-product-safety-information/nonsteroidal-anti-inflammatory-drugs-nsaids-drug-safety-communication-avoid-use-nsaids-pregnancy-20（2023/07/31 閲覧）
2) 荒木博陽編. 知らないと危ない！病棟でよく使われる「くすり」. 東京, 照林社, 2018, 70.
3) 日本消化器病学会. 消化性潰瘍診療ガイドライン 2020. https://www.jsge.or.jp/guideline/guideline/kaiyou.html（2023/07/14 閲覧）
4) 日本ペインクリニック学会. 神経障害性疼痛薬物療法ガイドライン. 改訂第 2 版. https://www.jspc.gr.jp/Contents/public/kaiin_guideline06.html（2023/07/14 閲覧）

●第 2 章

1) 医療情報科学研究所編. 薬がみえる Vol.1. 第 2 版. 東京, メディックメディア, 2021, 130.
2) 日本ペインクリニック学会. WHO 方式三段階鎮痛法. https://www.jspc.gr.jp/igakusei/igakusei_keywho.html（2023/07/31 閲覧）
3) 岡本禎晃ほか編. がん緩和ケアの薬の使い方. 東京, じほう, 2019, 73.
4) 日本緩和医療学会 緩和医療ガイドライン委員会. がん患者の呼吸器症状の緩和に関するガイドライン（2016 年版）. 東京, 金原出版, 2016.
5) 日本緩和医療学会 ガイドライン統括委員会. がん疼痛の薬物療法に関するガイドライン 2020. 東京, 金原出版, 2020.
6) 日本ペインクリニック学会. 非がん性慢性［疼］痛に対するオピオイド鎮痛薬処方ガイドライン. https://www.jspc.gr.jp/Contents/public/kaiin_guideline04.html（2023/07/14 閲覧）
7) Domon Y, et al. Binding Characteristics and Analgesic Effects of Mirogabalin, a Novel Ligand for the $α_2δ$ Subunit of Voltage-Gated Calcium Channels. J Pharmacol Exp Ther. 365（3）, 2018, 573-82.

●第 3 章

1) 日本消化器病学会 関連研究会慢性便秘の診断・治療研究会編. 慢性便秘症診療ガイドライン 2017. 南江堂, 2017.
2) 日本緩和医療学会編. がん疼痛の薬物療法に関するガイドライン 2020 年版. 東京, 金原出版, 2020.
3) 酸化マグネシウム製剤製造販売会社. 酸化マグネシウム製剤 適正使用に関するお願い：高マグネシウム血症. https://www.pmda.go.jp/files/000235889.pdf（2023/05/12 閲覧）
4) 西崎統監修. ナースのミカタ！現場ですぐに役立つ検査値の読み方. 東京, ナツメ社、2018.

●第 4 章

1) 日本老年医学会 日本医療研究開発機構研究費・高齢者の薬物治療の安全性に関する研究研究班編. 高齢者の安全な薬物療法ガイドライン 2015. https://www.jpn-geriat-soc.or.jp/info/topics/pdf/20170808_01.pdf（2023/05/12 閲覧）
2) 厚生労働科学研究・障害者対策総合研究事業「睡眠薬の適正使用及び減量量・中止のための診療療ガイドラインに関する研究班」および日本睡眠学会・睡眠薬使用ガイドライン作成ワーキンググループ編. 睡眠薬の適正な使用と休薬のための診療療ガイドライン. https://www.jssr.jp/data/pdf/suiminyaku-guideline.pdf（2023/05/12 閲覧）
3) エーザイ株式会社. 不眠症治療薬「デエビゴ TM」（一般名：レンボレキサント）、日本において製

造販売承認を取得. https://www.eisai.co.jp/news/2020/news202005.html（2023/05/12 閲覧）

4）平井圭介ほか. メラトニン受容体作動薬ラメルテオン（ロゼレム R 錠 8mg）の薬理作用と臨床試験成績. 日本薬理学雑誌. 136, 2010, 51-60. https://www.jstage.jst.go.jp/article/fpj/136/1/136_1_51/_pdf（2023/05/12 閲覧）

5）山本雄一郎. 日経ドラッグインフォメーション編. 薬局で使える実践薬学. 東京, 日経 BP 社, 2017.

●第5章

1）児島悠史. 薬局ですぐに役立つ薬の比較と使い分け 100. 東京, 羊土社, 2017, 379.

2）古田勝経. 褥瘡治療薬使いこなしガイド. 東京, じほう, 2017.

3）医療情報科学研究所編. 薬がみえる. Vol.2. 第 1 版. 東京, メディックメディア, 2015, 425-6.

4）日本褥瘡学会. 褥瘡予防・管理ガイドライン. 第 5 版. 東京, 照林社, 2022.

5）日本褥瘡学会. 褥瘡の治療について. https://jspu.org/general/cure/（2023/05/15 閲覧）

6）ラジオ NIKKEI. 第 1. マルホ皮膚科セミナー. https://www.radionikkei.jp/maruho_hifuka/（2023/05/15 閲覧）

7）野澤茜ほか. 保湿剤の効果に及ぼす入浴と塗布時期の関係. 日本皮膚科学会雑誌. 121（7）7, 2011, 1421-6.

●第6章

1）日本消化器病学会編. 消化性潰瘍診療ガイドライン 2020（改定第 3 版）. 東京, 南江堂, 2020.

2）村版敏規. 医薬品情報のひきだし. 東京, 医学書院, 2020, 72.

3）日本皮膚科学会ほか. アトピー性皮膚炎診療ガイドライン 2021. https://www.dermatol.or.jp/uploads/uploads/files/guideline/ADGL2021.pdf（2023/05/25 閲覧）

4）日本リウマチ学会. 副腎皮質ステロイド. https://www.ryumachi-jp.com/jcr_wp/media/2021/02/fukujinhishitsusteroid.pdf（2023/05/25 閲覧）

5）日本神経学会. ステロイド治療. https://www.neurology-jp.org/guidelinem/pdf/dmd_05.pdf（2023/05/25 閲覧）

6）村川裕二ほか編. なんで使うの？そのくすり：医師が考えるくすりの立ち位置. 東京, 南江堂, 2022.

●第7章

1）日本循環器学会ほか. 不整脈薬物治療ガイドライン 2020 年改訂版. http://www.j-circ.or.jp/cms/wp-content/uploads/2020/01/JCS2020_Ono.pdf（2023/05/15 閲覧）

2）日本循環器学会ほか. 急性・慢性心不全診療ガイドライン（2017 年改訂版）. 2018. https://www.j-circ.or.jp/cms/wp-content/uploads/2017/06/JCS2017_tsutsui_h.pdf（2023/05/17 閲覧）

3）湘南鎌倉総合病院薬剤部・集中治療部ほか編. 救急・ICU 重要薬クイックノート. 東京, 照林社, 2021.

4）坂田泰史. 強心薬. 心臓. 44（5）, 2012, 540-5. https://www.jstage.jst.go.jp/article/shinzo/44/5/44_540/_pdf/-char/ja（2023/05/17 閲覧）

5）Backer DD. et al. Comparison of dopamine and norepinephrine in the treatment of shock. N Engl J Med. 362（9）, 2010, 779-89.

6）Chen HH. et al. Low-dose dopamine or low-dose nesiritide in acute heart failure with renal dysfunction: the ROSE acute heart failure randomized trial. JAMA. 310（23）, 2013, 2533-43.

7）日本アレルギー学会 Anaphylaxis 対策委員会. アナフィラキシーガイドライン 2022. chrome-extension://efaidnbmnnnibpcajpcglclefindmkaj/https://www.jsaweb.jp/uploads/files/Web_AnaGL_2023_0301.pdf（2023/07/07 閲覧）

8）アメリカ心臓協会. CPR および ECC のガイドライン 2020 ハイライト. https://www.acls.jp/doc/hghlghts_2020eccguidelines_japanese.pdf（2023/07/07 閲覧）

●第 8 章

1) Bauersachs J. Heart failure drug treatment: the fantastic four. Eur Heart J. 42（6）:681-3.
2) 日本高血圧学会 高血圧治療ガイドライン作成委員会編. 高血圧治療ガイドライン 2019. https://www.jpnsh.jp/data/jsh2019/JSH2019_hp.pdf（2023/05/24 閲覧）
3) 日本循環器学会ほか. 急性・慢性心不全診療ガイドライン（2017 年改訂版）. 2018. https://www.j-circ.or.jp/cms/wp-content/uploads/2017/06/JCS2017_tsutsui_h.pdf（2023/05/24 閲覧）
4) 日本循環器学会ほか. 2021 年 JCS/JHFS ガイドライン フォーカスアップデート版 急性・慢性心不全診療. https://www.j-circ.or.jp/cms/wp-content/uploads/2021/03/JCS2021_Tsutsui.pdf（2023/05/24 閲覧）
5) 医療情報科学研究所編. 薬がみえる Vol.1. 第 2 版. 東京, メディックメディア, 2021.
6) 日本医療機能評価機構医療事故防止事業部. 徐放性製剤の粉砕投与. 医療安全情報. No.158, 2020 年 1 月. https://www.med-safe.jp/pdf/med-safe_158.pdf（2023/05/24 閲覧）
7) 名越智古. アルドステロンブレイクスルー現象. ドクターサロン. 58（7）, 2014, 486-490. https://www.kyorin-pharm.co.jp/prodinfo/useful/doctorsalon/upload_docs/140758-1-06.pdf

●第 9 章

1) 日本循環器学会ほか. 急性・慢性心不全診療ガイドライン（2017 年改訂版）. https://www.j-circ.or.jp/cms/wp-content/uploads/2017/06/JCS2017_tsutsui_h.pdf（2023/05/17 閲覧）
2) 向山政志. ナトリウム利尿ペプチドの腎保護作用と心腎連関. 心臓. 40（1）, 2008, 81-4. https://www.jstage.jst.go.jp/article/shinzo1969/40/1/40_81/_pdf/-char/ja（2023/05/17 閲覧）
3) 日本脳卒中学会 脳卒中ガイドライン委員会編. 脳卒中治療ガイドライン 2021. 協和企画, 2021.

●第 10 章

1) ビグアナイド薬の適正使用に関する委員会. メトホルミンの適正使用に関する Recommendation. 日本糖尿病協会. https://www.nittokyo.or.jp/modules/information/index.php?content_id=23（2023/07/19 閲覧）
2) 日本糖尿病学会編. 糖尿病診療ガイドライン 2019. 東京, 南江堂, 2019.
3) 日本糖尿病・生活習慣病ヒューマンデータ学会. 糖尿病標準診療マニュアル 2022. https://human-data.or.jp/wp/wp-content/uploads/2022/03/DMmanual_18.pdf（2023/05/17 閲覧）
4) American Diabetes Association Professional Practice Committee. 10. Cardiovascular Disease and Risk Management: Standards of Medical Care in Diabetes-2022. Diabetes Care. 45（Suppl 1）, 2022, S144-74.
5) 日本糖尿病学会コンセンサスステートメント策定に関する委員会. 2 型糖尿病の薬物療法のアルゴリズム. 糖尿病. 65（8）, 2022, 419-34. http://www.fa.kyorin.co.jp/jds/uploads/65_419.pdf（2023/07/19 閲覧）

●第 11 章

1) 国立国際医療研究センター糖尿病情報センター. 血糖値を下げる注射薬. https://dmic.ncgm.go.jp/general/about-dm/100/030/03.html（2023/05/17 閲覧）
2) 日経メディカル. 何が変わった？「超超速効型」インスリン. https://medical.nikkeibp.co.jp/leaf/mem/pub/report/t353/202008/566644.html（2023/05/17 閲覧）
3) 日経メディカル. 第 2 のインスリン・GLP-1 作動薬の配合注射製剤. https://medical.nikkeibp.co.jp/leaf/all/series/drug/update/202005/565334.html（2023/05/17 閲覧）

●第 12 章

1）相澤学. 理論とゴロ合わせでゆる〜く覚える配合変化. 東京, じほう, 2022. 31.
2）日本消化器病学会編. 消化性潰瘍診療ガイドライン 2020（改訂第 3 版）. 東京, 南江堂, 2020.
3）武田薬品工業株式会社. タケキャブ錠 10mg・20mg くすりの相談 FAQ. https://www.takedamed. com/medicine/faq/takecab/（2023/05/22 閲覧）
4）Kim JH. Preventive efficacy and safety of rebamipide in nonsteroidal anti-inflammatory druginduced mucosal toxicity. Gut and Liver. 8（4）, 2014, 371-9.
5）医療情報科学研究所編. 薬がみえる vol.3. 東京, メディックメディア, 2016.
6）日本ジェネリック株式会社. 簡易懸濁法における崩壊懸濁試験及び通過性試験. https://medical. nihon-generic.co.jp/uploadfiles/medicine/LANSD00_SPS.pdf（2023/05/22 閲覧）

●第 13 章

1）日本循環器学会ほか. 不整脈薬物治療ガイドライン 2020 年改訂版. 44. http://www.j-circ.or.jp/ cms/wp-content/uploads/2020/01/JCS2020_Ono.pdf（2023/05/15 閲覧）
2）篠原徹二ほか. 非弁膜症性心房細動における抗凝固療法のガイドライン改定. 日本血栓止血学会誌. 31（6）, 2020, 555-61. https://www.jsth.org/wordpress/wp-content/uploads/2021/04/ oyakudachi_202104_02.pdf（2023/05/15 閲覧）
3）Douketis JD. et al. Perioperative Bridging Anticoagulation in Patients with Atrial Fibrillation. N Engl J Med. 373（9）, 2015, 823-33.
4）日本循環器学会ほか. 2020 年 JCS ガイドラインフォーカスアップデート版 冠動脈疾患患者における抗血栓療法. 2020. https://www.j-circ.or.jp/cms/wp-content/uploads/2020/04/JCS2020_ Kimura_Nakamura.pdf（2023/05/15 閲覧）
5）日本循環器学会ほか. 肺血栓塞栓症および深部静脈血栓症の診断, 治療, 予防に関するガイドライン（2017 年改訂版）. 2020. https://js-phlebology.jp/wp/wp-content/uploads/2020/08/ JCS2017.pdf（2023/05/15 閲覧）
6）日本脳卒中学会 脳卒中医療向上・社会保険委員会静注血栓溶解療法指針改訂部会. 静注血栓溶解（rt-PA）療法適正治療指針. 第三版. 2019. https://www.jsts.gr.jp/img/rt-PA03.pdf（2023/05/15 閲覧）
7）日本脳卒中学会ほか. 発症 3 時間超 4.5 時間以内の虚血性脳血管障害患者に対する rt-PA（アルテプラーゼ）静注療法の適正な施行に関する緊急声明. 2012. https://www.jsts.gr.jp/img/info02. pdf（2023/05/15 閲覧）
8）医療情報科学研究所編. 薬がみえる vol.1 第 2 版. 東京, メディックメディア, 2021.
9）日本脳卒中学会 脳卒中ガイドライン委員会編. 脳卒中治療ガイドライン 2021. 東京、協和企画, 2021.
10）篠原徹二ほか. 非弁膜症性心房細動における抗凝固療法のガイドライン改訂. 日本血栓止血学会誌. 31（6）, 2020, 555-61.
11）木元貴祥. DOAC（直接経口抗凝固薬）の一覧表と作用機序のまとめ【心原性脳塞栓症】. 新薬情報オンライン. https://passmed.co.jp/di/archives/5748（2023/07/19 閲覧）

●第 14 章

1）日本化学療法学会ほか. 術後感染予防抗菌薬適正使用のための実践ガイドライン. http://www. gekakansen.jp/file/antimicrobial-guideline.pdf（2023/05/22 閲覧）
2）日本化学療法学会ほか. MRSA 感染症の治療ガイドライン改訂版 2019. https://www.kansensho. or.jp/uploads/files/guidelines/guideline_mrsa_2019revised-booklet.pdf（2023/05/22 閲覧）
3）日本化学療法学会ほか. 抗菌薬 TDM ガイドライン 2016. https://jstdm.jp/content/files/ guidelines/tdm_es.pdf（2023/05/22 閲覧）
4）日本化学療法学会ほか. Clostridioides（Clostridium）difficile 感染症診療ガイドライン. https:// www.kansensho.or.jp/uploads/files/guidelines/guideline_cdi_fc.pdf（2023/05/22 閲覧）

●第 15 章

1) 日本神経学会監修. てんかん診療ガイドライン 2018. 東京, 医学書院, 2018.
2) 日本集中治療医学会 J-PAD ガイドライン作成委員会. 日本版・集中治療室における成人重症患者に対する痛み・不穏・せん妄管理のための臨床ガイドライン. 日本集中治療医学会雑誌. 21, 2014, 539-79.
3) 日本麻酔科学会. "催眠鎮静薬". 麻酔薬および麻酔関連薬使用ガイドライン. 第 3 版. https://anesth.or.jp/files/pdf/hypnosis_sedative_20190905.pdf (2023/05/25 閲覧)
4) 菅原亜美ほか. デクスメデトミジンの術中鎮静としての可能性:麻酔補助薬から覚醒下手術まで. 日本臨床麻酔学会誌. 35 (1), 2025, 78-81.
5) 医療情報科学研究所編. 薬がみえる vol.1 第 2 版. 東京, メディックメディア, 2021.

●第 16 章

1) 医療情報科学研究所編. 薬がみえる vol.1 第 2 版. 東京, メディックメディア, 2021.
2) 日本神経精神薬理学会ほか編. 統合失調症薬物治療ガイドライン 2022:患者と支援者のために. http://www.jsnp-org.jp/csrinfo/img/szgl_guide_all2022.pdf (2023/05/26 閲覧)
3) 日本サイコオンコロジー学会／日本がんサポーティブケア学会. がん患者におけるせん妄ガイドライン 2022 年版. 第 2 版. 東京, 金原出版, 2022.
4) 医薬品医療機器総合機構. 緊急安全性情報:抗精神病薬ジプレキサ®錠(オランザピン)投与中の血糖値上昇による糖尿病性ケトアシドーシス及び糖尿病性昏睡について. 平成 14 年 4 月. No.02-1. https://www.pmda.go.jp/files/000147314.pdf (2023/05/26 閲覧)
5) 医薬品医療機器総合機構. 緊急安全性情報:抗精神病剤セロクエル 25mg 錠、同 100mg 錠(フマル酸クエチアピン)投与中の血糖値上昇による糖尿病性ケトアシドーシス及び糖尿病性昏睡について. 平成 14 年 11 月. No.02-05. https://www.pmda.go.jp/files/000148714.pdf (2023/05/26 閲覧)
6) 稲田健. 本当にわかる精神科の薬はじめの一歩. 改訂版. 東京, 羊土社, 2018.

●第 17 章

1) Paljarvi T, et al. Analysis of Neuropsychiatric Diagnoses After Montelukast Initiation. JAMA Netw Open. 5 (5), 2022, e2213643.
2) 日本耳鼻咽喉科免疫アレルギー感染症学会. アレルギー性鼻炎ガイド 2021 年版. http://www.jiaio.umin.jp/common/pdf/guide_allergy2021.pdf (2023/05/26 閲覧)
3) 児島悠史. 薬局ですぐに役立つ薬の比較と使い分け 100. 東京, 羊土社, 2017.

●第 18 章

1) Matsuda Y, et al. Yokukansan in the treatment of behavioral and psychological symptoms of dementia: a systematic review and meta-analysis of randomized controlled trials. Hum Psychopharmacol. 28 (1), 2013, 80-6.
2) 名古屋漢方. 漢方服薬指導ハンドブック. 大阪, デザインエッグ社, 2021.
3) 大澤稔ほか. よく出る漢方薬 ABC. レシピプラス. 16 (2), 2017.
4) 医療情報科学研究所編. 薬がみえる vol.1 第 2 版. 東京, メディックメディア, 2021.

本書に登場する薬剤一覧

●商品名

ワ行

あとがき

最後まで読んでいただき、ありがとうございました。

さっそくですが、本は「**読み終えたあと**」が重要です。1周目を読んだら、なるべく**早く2周目を読みましょう**。2周目を読むときは「**各章の関連性**」を意識しながら読むと、**新たな発見や面白さを感じる**ことができます。

例えば………

解熱鎮痛薬、消化性潰瘍治療薬、抗血栓薬の章では「**アスピリン**」の関連性がわかります。ステロイド薬、降圧系の循環器薬、利尿薬の章では「**アルドステロン**」の**関連性**が見えてきます。副腎ホルモンの視点でみると、ステロイド薬とカテコラミンの章も関連していますね。こうした知識のつながりに気づくと、驚くほど理解が進み、勉強が楽しくなります。

本書を読んでいると「もう少し深い内容も知りたい！」と感じる部分もあると思います。そんなときは、**巻末に載せた参考文献**を読んでみてください。より専門的な内容を学ぶことができます。最初から参考文献を読むと、難しくて挫折しやすいですが、**前提知識を学んだ今なら理解できます**。学ぶ意欲が冷めないうちに、どんどん学習を進めましょう。

本書の補足、添付文書の改訂情報、新薬情報に関しては、私や木元先生のSNSで随時更新していくため、**この本で学んだ知識を常にアップデートしていくことができます**。

はっしーのTwitter（X）

https://twitter.com/nurse84memo

はっしーのInstagram

https://instagram.com/nurse84memo

＊ QRコードが読み取れない場合はURL、または「ナースのメモ帳」で検索してみてください。

多くの参考書では、改訂版が出るまで新たな情報を得ることができませんが、**本書の改訂情報は、変更内容を把握した時点で、すぐに SNS で共有することができます。**

「本を 3 回読んでもわからなかった……」「調べてもわからなかった……」。そんなときは、SNS でメッセージをください。**質問が多い項目に関しては、木元先生と確認し、SNS の投稿で解説していきます**[※]。

毎年のように新薬や後発品が登場し、医療現場では混乱することも多いです。そんなとき、このメモ帳が少しでも役に立てば幸いです。

執筆を応援・協力してくださった方々へ

本書のタイトルや表紙（カバー）は、SNS のアンケート結果で決めました。つまり、SNS のフォロワーさんの声を反映しながら、一緒に完成させた本です。これまで執筆経験がなかった私が、こうして参考書を出版できたのも、多くの方々が応援してくれたおかげです。

原稿は何度も書き直し、可能な限り「SNS を見るような感覚の本にしたい！」と考えながら作成しました。また、1 ページ当たりの情報量をなるべく減らし、重要なことを最短距離で学べるように工夫しました。編集者やデザイナー、イラストレーターの方々には、内容を変更するたびに、多くの要望を出し、その都度、柔軟に対応していただきました。

共著者の木元先生には、ワンポイント講座だけでなく、監修者としての役割も兼ねていただき、細かい修正点や、わかりやすい表現を教えていただきました。

出版に関わったすべてのみなさまに感謝いたします。

2023 年 7 月

著者　はっしー

※添付文書とは異なる用法用量などは、医療機関や医師の判断によるものが大きいため、お答えできない場合があります。また、すべての質問に対応するのは難しいため、返信ができない場合があります。その点はご了承ください。

あとがき

　私は普段、看護学生のための学習塾、WAGON にて講義をしています。講義を通して多くの看護学生に関わるうちに、「『看護師』の皆さまの役にも立てないか？」とぼんやり考えるようになりました。

　そんなとき、幸運にもはっしー先生にお声がけいただき、本書の執筆はスタートしました。どんな内容なら薬の理解につながるか？　疑問が解決されるか？　一生懸命、考えながら書きました。はっしー先生も私も「わかりやすい、伝わりやすい表現を使う」というところには、かなりこだわって執筆を進められたと思います。

　少しでも、本書を手に取っていただいた皆さまのお役に立てたようでしたら幸いです（今は臨床で活躍している WAGON の卒業生たちに、「先生も頑張ってるよ！」というのが、出版を通して少しでも伝わると嬉しく思います）。

　本書を読み終わった後の、継続しての学びには、はっしー先生の SNS や、私の「新薬情報オンライン」をご活用ください。

新薬情報オンラインの WEB サイト

https://passmed.co.jp/di/

新薬情報オンラインの Twitter（X）

https://twitter.com/shinyaku_online

　本書を手に取ってくださった皆さま、本当にありがとうございました！　また、本書執筆の大黒柱であるはっしー先生、本書の執筆を支えてくださったメディカ出版編集部の皆さまにもこの場を借りてお礼申し上げます。

2023 年 7 月

著者　木元貴祥

●著者紹介

はっしー　看護師
北海道出身、東京在住。准看からの高看卒。消化器外科病棟、回復期病棟、訪問看護など職場を転々とする。2019年頃から真面目に勉強するようになり、Twitter（X）とInstagramで医療系の情報発信を開始。SNSでは「難しいことを簡単にまとめる」をテーマに投稿を続け、執筆時のフォロワー数は18万人を超えている。本書は自身初の著書。

木元 貴祥（きもと　たかよし）　薬剤師、講師
大阪薬科大学を卒業後、外資系製薬メーカーにMR職で入社。2009年下半期には、骨粗鬆症治療薬のセールスランキングが1位に輝くなど活躍するが、学生時代に憧れた講師職への未練を断ち切れずに、大手薬剤師国家試験対策予備校に転職、薬理学を担当する。予備校内や関西圏の大学薬学部の講義を経験するうちに臨床医療に携わりたい思いが湧き上がり調剤薬局へ転職。現在は、ナース・ライセンススクールWAGONで看護学生へ講義を行う傍ら、WEBサイト新薬情報オンラインの運営や執筆業を行っている。
主な著書：『薬剤師国家試験のための薬単』（2020年、秀和システム）
WEB連載中：「まんがだからわかる！できる！看護のための薬理学レッスン」（医学書院）

薬の使い分けがわかる！ナースのメモ帳
―こんなときはどれを選ぶ？薬剤師さんと
一緒に作った薬のハンドブック

2023年9月15日発行　第1版第1刷 ©
2024年1月30日発行　第1版第4刷

著　者　はっしー
　　　　木元 貴祥

発行者　長谷川 翔

発行所　株式会社メディカ出版
　　　　〒532-8588
　　　　大阪市淀川区宮原3-4-30
　　　　ニッセイ新大阪ビル16F
　　　　https://www.medica.co.jp/

編集担当　安宅ふらの／西田麻奈美／
　　　　　加藤万里絵／木村有希子

編集協力　中垣内紗世
装　　幀　伊延あづさ（アスラン編集スタジオ）
イラスト　植月えみり
組　　版　株式会社明昌堂
印刷・製本　日経印刷株式会社

ISBN978-4-8404-8205-9　　Printed and bound in Japan

当社出版物に関する各種お問い合わせ先（受付時間：平日9：00～17：00）
●編集内容については、編集局 06-6398-5048
●ご注文・不良品（乱丁・落丁）については、お客様センター 0120-276-115